全国专业技术人才知识更新工程培训教材

# 健康中国知识读本

JIANKANG ZHONGGUO ZHISHI DUBEN

张柠 编著

中国人事出版社

**图书在版编目（CIP）数据**

健康中国知识读本/张柠编著. —北京：中国人事出版社，2017

全国专业技术人才知识更新工程培训教材

ISBN 978－7－5129－1232－8

Ⅰ.①健… Ⅱ.①张… ③健康中国—中国—技术培训—教材 Ⅳ.①R193

中国版本图书馆 CIP 数据核字（2017）第 208385 号

**中国人事出版社出版发行**

（北京市惠新东街 1 号　邮政编码：100029）

＊

保定市中画美凯印刷有限公司印刷装订　　新华书店经销

787 毫米×960 毫米　16 开本　11.25 印张　147 千字

2017 年 9 月第 1 版　　2017 年 9 月第 1 次印刷

**定价：29.00 元**

读者服务部电话：（010）64929211/64921644/84626437

营销部电话：（010）64961894

出版社网址：http://www.class.com.cn

**版权专有　　侵权必究**

如有印装差错，请与本社联系调换：（010）50948191

我社将与版权执法机关配合，大力打击盗印、销售和使用盗版

图书活动，敬请广大读者协助举报，经查实将给予举报者奖励。

**举报电话：（010）64954652**

当今世界，健康是国家软实力的重要组成部分，也是全球发展议程的重要内容。习近平总书记 2014 年在江苏镇江调研时指出："没有全民健康，就没有全面小康"。李克强总理在 2015 年政府工作报告中首次提出打造健康中国，党的十八届五中全会提出推进健康中国建设，2016 年 10 月，中共中央、国务院发布《"健康中国 2030"规划纲要》，标志着健康中国上升为国家战略。健康中国是我国步入健康发展新阶段，面对工业化、城镇化、人口老龄化、疾病谱变化、生态环境及生活方式变化等的健康挑战，推动卫生与健康领域改革发展的战略选择，是建成社会主义现代化国家的必然要求，也是履行联合国 2030 可持续发展议程国际承诺的重要举措。

健康中国建设，要把人民健康放在优先发展的战略地位，融入公共政策制定实施的全过程，坚持政府主导、多部门协作、全社会成员广泛参与，实现共建共享。专业技术人员是我国经济社会发展的骨干和中坚力量，在健康中国建设中发挥着重要的作用：一方面，作为业务骨干，在行业发展策略制定过程中，系统考虑行业发展策略对健康的影响，开展跨部门健康行动；另一方面，作为具有较高专业素养的高层次人才，在提升健康素养、形成健康生活方式方面发挥积极影响与带动作用，引导和带动更多公众形成健康自律的生活方式。

本书以《"健康中国 2030"规划纲要》为蓝本，围绕健康中国建设目标，描述我国健康事业发展现状，分析我国面临的主要健康问题，从国家、部门及公众三个视角，分析健康中国建设的重点任务，借鉴国际经验，阐述健康中国建设的基本路径，提高读者对健康中国国家战略的认识与理解。希望本书在提高广大专业技术人员健康素养，将健康中国建设工作嵌入各部门工作，形成维护和促进健康的合力方面发挥应有的作用。

　　本书的出版得到中国人事出版社闫菲编辑的支持和帮助。感谢邓明、师云柯、李臻琳、刘静、辛园园在本书编写过程中付出的辛勤劳动。书中存在的不当之处，恳请读者批评指正。

作者<br>2017 年 8 月

# 目 录

# 导言
# 没有全民健康就没有全面小康

习近平总书记在 2016 年 8 月举办的首次全国卫生与健康大会上强调，健康是促进人的全面发展的必然要求，是经济社会发展的基础条件，是民族昌盛和国家富强的重要标志，也是广大人民群众的共同追求。改革开放以来，我国卫生与健康事业快速发展，城乡环境面貌明显改善，医疗卫生服务体系日益完善，人民健康水平和身体素质也有了很大的提高，2015 年我国人均期望寿命已达 76.34 岁，是中华人民共和国成立前的 2 倍多，人民健康水平总体上达到中高收入国家的平均水平。然而，我国工业化、城镇化、人口老龄化、疾病谱变化、生态环境及生活方式的变化，也给人民健康带来了一系列新的挑战：我国慢性非传染性疾病患者人数持续增加，慢性病已成为我国城乡居民死亡的主要原因，我国城市和农村因慢性病死亡占总死亡人数的比例均高达 80% 左右。据统计，中国现有确诊慢性病患者近 3 亿人。慢性病主要是造成脑、心、肾等重要脏器的损害，易造成伤残，影响劳动能力和生活质量。慢性病不仅对患者本人身体机能造成伤害，而且给患者家庭带来极大的医疗费用和照护负担，常见慢性病如心脑血管病、恶性肿瘤等导致的疾病负担占总疾病负担的近 70%，其中，一半慢性病负担发生在 65 岁以下人群。我国 65 岁以上的人口有 1.4 亿人，预计到 2030 年将增加至 2.3 亿人，与此同时，失能和部分失能老年人越来越多，残疾老年人逐年增加。尽管不同类型疾病依个体不同发病原因也不相同，但衰老是所有疾病共同的风险因素。

2014 年 12 月 13 日，习近平总书记在江苏省镇江市丹徒区世业镇卫生院考察时指出，没有全民健康，就没有全面小康。要推动医疗卫生工作重心下移、医疗卫生资源下沉，推动城乡基本公共服务均等化，为群众提供安全、有效、方便、价廉的公共卫生和基本医疗服务。2015 年 10 月召开的十八届五中全会提出了"推进健康中国建设"的任务要求，将健康中国建设上升为国家战略。健康中国这一概念由来已久，早在 2007 年中国科协年会上，有关部门公布了"健康护小康，小康看健康"的三步走战略。"健康中国 2020"战略是以提高人民群众健康为目标，以解决危害城乡居民健康的主要问题为重点，坚持预防为主、中西医并重、防治结合的原则，采用适宜技术，以政府为主导，动员全社会参与，切实加强对影响国民健康的重大和长远卫生问题的有效干预，确保到 2020 年实现人人享有基本医疗卫生服务的重大战略目标。《"健康中国 2030"规划纲要》指出，健康中国建设的核心是以人民健康为中心，坚持以基层为重点，以改革创新为动力，预防为主，中西医并重，把健康融入所有政策，人民共建共享的卫生与健康工作方针，针对生活行为方式、生产生活环境以及医疗卫生服务等健康影响因素，坚持政府主导与调动社会、个人的积极性相结合，推动人人参与、人人尽力、人人享有，落实预防为主，推行健康生活方式，减少疾病发生，强调早诊断、早治疗、早康复，实现全民健康。推进健康中国建设，是我国全面建成小康社会、基本实现社会主义现代化的重要基础，是全面提升中华民族健康素质、实现人民健康与经济社会协调发展的国家战略，是积极参与全球健康治理、履行 2030 年可持续发展议程国际承诺的重大举措。

## 知识链接：联合国千年发展目标与可持续发展目标

联合国千年发展目标是联合国全体 191 个成员国于 2000 年一致通过的一项旨在将全球贫困水平在 2015 年之前降低一半（以 1990 年的水平为标准）的行动计划，包括 8 项指标。2015 年，根据联合国千年发展目标所取得成就，各国领导人在联合国召开会议，通过了可持续发展目标，包含 17 项目标。

目标1：在全世界消除一切形式的贫困。

目标2：消除饥饿，实现粮食安全，改善营养状况和促进可持续农业。

目标3：确保健康的生活方式，促进各年龄段人群的福祉。

目标4：确保包容和公平的优质教育，让全民终身享有学习机会。

目标5：实现性别平等，增强所有妇女和女童的权能。

目标6：为所有人提供水和环境卫生并对其进行可持续管理。

目标7：确保人人获得负担得起的、可靠的和可持续的现代能源。

目标8：促进持久、包容和可持续经济增长，促进充分的生产性就业和人人获得体面工作。

目标9：建造具有抵御灾害能力的基础设施、促进具有包容性的可持续工业化，推动创新。

目标10：减少国家内部和国家之间的不平等。

目标11：建设包容、安全、有抵御灾害能力和可持续的城市和人类住区。

目标12：采用可持续的消费和生产模式。

目标13：采取紧急行动应对气候变化及其影响。

目标14：保护和可持续利用海洋和海洋资源以促进可持续发展。

目标15：保护、恢复和促进可持续利用陆地生态系统，可持续管理森林，防治荒漠化，制止和扭转土地退化，遏制生物多样性的丧失。

目标16：创建和平、包容的社会以促进可持续发展，让所有人都能诉诸司法，在各级建立有效、负责和包容的机构。

目标17：加强执行手段，重振可持续发展全球伙伴关系。

# 第一章　健康中国建设理念

## 本章导读

2012年8月，卫生部组织数百名专家讨论，最终形成"健康中国2020"战略研究报告。十八届五中全会公报提出，推进健康中国建设，深化医药卫生体制改革，理顺药品价格，实行医疗、医保、医药联动，建立覆盖城乡的基本医疗卫生制度和现代医院管理制度，实施食品卫生安全战略。"健康中国"上升为国家战略。2006年8月，首次全国卫生与健康大会召开，习近平总书记指出，推进健康中国建设，要坚持正确的卫生与健康工作方针。2016年10月，中共中央、国务院印发了《"健康中国2030"规划纲要》（以下简称《规划纲要》），《规划纲要》共包括八篇二十九章，论述了健康中国建设的战略、任务和保障措施等。本章概括介绍了健康中国建设的指导思想、建设目标和建设路径。

国民健康是国家经济发展与社会进步的基础，也是国家富强和人民幸福的重要标志，全民健康是全面建成小康社会的基础保障，也是全面建成小康社会的最终目标。开展健康中国建设，着力推进健康服务供给侧结构性改革，开展多部门合作，把健康融入所有政策，缓解医疗卫生服务供需矛盾。

## 第一节　健康中国建设指导思想

推进健康中国建设，必须高举中国特色社会主义伟大旗帜，全面贯彻党的十八大和十八届三中、四中、五中全会精神，以马克思列宁主义、毛泽东思想、邓小平理论和"三个代表"重要思想、科学发展观为指导，深入学习贯彻习近平总书记系列重要讲话精神，紧紧围绕统筹推进"五位一体"总体布局和协调推进"四个全面"战略布局，认真落实党中央、国务院决策部署，坚持以人民为中心的发展思想，牢固树立和贯彻落实新发展理念，坚持正确的卫生与健康工作方针，以提高人民健康水平为核心，以体制机制改革创新为动力，以普及健康生活、优化健康服务、完善健康保障、建设健康环境、发展健康产业为重点，把健康融入所有政策，加快转变健康领域发展方式，全方位、全周期地维护和保障人民健康，大幅提高人民健康水平，显著改善人民健康公平，为实现"两个一百年"奋斗目标和中华民族伟大复兴的中国梦提供坚实的健康基础。

健康中国建设主要遵循以下原则：

（1）健康优先。把健康摆在优先发展的战略地位，立足国情，将促进健康的理念融入公共政策制定实施的全过程，加快形成有利于健康的生活方式、生态环境和经济社会发展模式，实现健康与经济社会良性协调发展。

（2）改革创新。坚持政府主导，发挥市场机制作用，加快关键环节改革步伐，冲破思想观念束缚，破除利益固化藩篱，清除体制机制障碍，发挥科技创新和信息化的引领支撑作用，形成具有中国特色、促进全民健康的制度体系。

（3）科学发展。把握健康领域发展规律，坚持预防为主、防治结合、中西医并重，转变服务模式，构建整合型医疗卫生服务体系，推动健康服务从规模扩张的粗放型发展转变到质量效益提升的绿色集约式发展，推动中医药和西医药相互补充、协调发展，提升健康服务水平。

（4）公平公正。以农村和基层为重点，推动健康领域基本公共服务均等化，维护基本医疗卫生服务的公益性，逐步缩小城乡、地区、人群间基本健康服务和健康水平的差异，实现全民健康覆盖，促进社会公平。

## 知识链接：健康水平的测量

国际上衡量一个国家或地区的健康水平，通常使用三大指标：人均预期寿命、婴幼儿死亡率、孕产妇死亡率。2015年我国人均预期寿命已达76.34岁，婴儿死亡率、5岁以下儿童死亡率、孕产妇死亡率分别为8.1‰、10.7‰和20.1/10万，总体上优于中高收入国家平均水平。

# 第二节 健康中国建设目标

全民健康是建设健康中国的根本目的。立足全人群和全生命周期两个着力点，提供公平可及、系统连续的健康服务，实现更高水平的全民健康。要惠及全人群，不断完善制度、扩展服务、提高质量，使全体人民享有所需要的、有质量的、可负担的预防、治疗、康复、健康促进等健康服务，突出解决好妇女儿童、老年人、残疾人、低收入人群等重点人群的健康问题。要覆盖全生命周期，针对生命不同阶段的主要健康问题及主要影响因素，确定若干优先领域，强化干预，实现从胎儿到生命终点的全程健康服务和健康保障，全面维护人民健康。

到2020年，建立覆盖城乡居民的中国特色基本医疗卫生制度，健康素养水平持续提高，健康服务体系完善高效，人人享有基本医疗卫生服务和基本体育健身服务，基本形成内涵丰富、结构合理的健康产业体系，主要健康指标居于中高收入国家前列。

到2030年，促进全民健康的制度体系更加完善，健康领域发展更加协调，健康生活方式得到普及，健康服务质量和健康保障水平不断提高，健康产业繁荣发展，基本实现健康公平，主要健康指标进入高收入国家行列。到2050年，建成与社会主义现代化国家相适应的健康国家。

到2030年，健康中国建设需实现五大具体目标：

人民健康水平持续提升。人民身体素质明显增强，2030年人均预期寿命达到79.0岁，人均健康预期寿命显著提高。

主要健康危险因素得到有效控制。全民健康素养大幅提高，健康生活方式得到全面普及，有利于健康的生产生活环境基本形成，食品药品安全得到有效保障，消除一批重大疾病危害。

健康服务能力大幅提升。优质高效的整合型医疗卫生服务体系和完善的全民健身公共服务体系全面建立，健康保障体系进一步完善，健康科技创新整体实力位居世界前列，健康服务质量和水平明显提高。

健康产业规模显著扩大。建立起体系完整、结构优化的健康产业体系，形成一批具有较强创新能力和国际竞争力的大型企业，成为国民经济支柱性产业。

促进健康的制度体系更加完善。有利于健康的政策法律法规体系进一步健全，健康领域治理体系和治理能力基本实现现代化。

## 知识链接：全民健康覆盖

全民健康覆盖的目标是确保所有人都获得其所需要的医疗卫生服务，而不会遭遇经济困难。世界卫生组织（World Health Organization, WHO）估计全球每年约有1.5亿人因自费医疗支出而遭遇经济困难，同时有1亿人因病致贫。一个社区或国家要实现全民健康覆盖，以下几个因素必不可少：一个有力、高效、运转良好、能够通过以人为本的综合保健服务满足重点卫生需求的卫生系统；一项为卫生服务供资的制度；获得基本药物和技术以便诊断并处理医疗问题；受到良好培训并积极工作的卫生工作者。2013年WHO专门就全民健康覆盖问题做研究并出版世界卫生年度报告，每年的12月12日定为"全民健康覆盖日"。

# 第三节　健康中国建设路径

共建共享是健康中国建设的基本路径。坚持以五大发展理念为引领，从改善供给与引导需求两方面着手，提高医疗卫生服务质量，促进公众健康水平提升。

## 一、以创新、协调、绿色、开放、共享理念为引领

### （一）创新发展

坚持制度创新。以深化医药卫生体制改革为载体，推进基本医疗卫生制度创新，建立覆盖城乡的基本医疗卫生制度和现代医院管理制度，促进医疗卫生服务效率的提高。

坚持科技创新。实施"互联网＋医疗"发展战略，推动健康医疗大数据发展，以提高健康医疗服务效率和质量，更好地满足群众需求。

### （二）协调发展

加强区域、城乡协调。完善区域、城乡协调发展的体制机制建设，在政府财政投入和政策制定上，重点向农村、经济发展落后及贫困地区倾斜，改善区域、城乡医疗资源配置不均衡的现状，逐步缩小区域、城乡健康差距。

加强机构协调。以信息化为支撑，落实医疗卫生服务机构功能定位，加强整合型医疗卫生服务体系建设，改善碎片化服务，加强防治结合，为公众提供全生命周期的医疗卫生服务。

### （三）绿色发展

改善生态环境，加强食品药品安全，完善公共安全体系，促进全民健身运动的开展，完善社会支持系统，建设包容、安全、具有抵御灾害能力、可持续和健康的美丽城市和宜居农村。

### （四）开放发展

扩大对外开放，落实"中国—世界卫生组织国家合作战略"，推进我国与其他国家和地区在健康领域的合作，提升国家在健康领域的国际影响力。

扩大对内开放，鼓励社会力量举办医疗机构，优化卫生资源配置，完善政策措施，加大支持引导力度，推动社会办医依法、有序、健康发展。

### （五）共享发展

建立健全覆盖城乡居民的基本医疗卫生制度。为群众提供安全、有效、方便、价廉的医疗卫生服务，确保全民平等共享医疗健康福利。

实施医疗救助。完善医疗救助制度，加强与基本医疗保险、城乡居民大病保险、疾病应急救助及各类补充医疗保险、商业保险等制度的有效衔接，形成制度合力，保障城乡居民基本医疗权益。

## 二、以供给侧和需求侧改革的合力推进健康中国建设

### （一）动员各方力量，形成社会共治格局

要促进全社会广泛参与，充分发挥社会各方面力量的优势和作用，调动企事业单位、社会组织、群众的积极性和创造性。强化跨部门协作，发挥各部门合力，提高健康管理工作效果。调动社会力量加强环境治理，保障食品药品安全，预防和减少伤害，有效控制影响健康的生态和社会环境危险因素，形成多层次、多元化的社会共治格局。

### （二）深化体制机制改革，优化资源配置与供给

卫生计生、体育等行业要主动适应人民健康需求，深化健康服务体制、机制综合改革，优化健康服务资源配置，整合医疗卫生服务体系，通过健康服务供给侧结构性改革，补齐健康服务业发展短板，推动健康产业转型升级，满足人民群众不断增长的健康需求。

### （三）强化个体责任，提高全民健康素养

加强宣传，开展健康促进与教育服务，引导公众树立正确的健康观，引导形成自主自律、符合自身特点的健康生活方式，提升全民健康素养。强化个人健康意识和责任，有效控制影响健康的生活因素，形成热爱健康、追求健康、促进健康的社会氛围，提高个体认识和拒绝不健康生活方式的能力。

# 第二章 普及健康生活方式 加强疾病预防控制管理

## 本章导读

世界卫生组织研究提出：影响人类健康的危险因素中，生物学因素占15%、环境因素占17%、医疗服务占8%、行为和生活方式占60%。随着我国工业化、城镇化、人口老龄化进程的加快，慢性非传染性疾病已经占据我国居民死亡原因的前几位。本章论述了影响居民健康的主要健康风险和危害健康的行为，提出健康生活方式，通过健康促进，逐渐形成公众健康生活方式。

目前，我国正处于人口快速老龄化过程中，老龄化会对死亡率和患病率产生了深远影响。世界卫生组织2014年研究发现，25年前，伤害、传染病、新生儿、营养和孕产妇疾病占中国疾病负担的41%。而现在，与生活方式有关的慢性病占到了中国77%的健康生命年损失和85%的死亡诱因，我国慢性病高发并呈现低龄化趋势。普及健康生活方式，提高居民健康素养刻不容缓。

## 第一节 健康风险与健康素养

### 一、健康风险

#### （一）风险与健康风险

风险通常是指在某一特定环境下，在某一特定时间段内，某种损失发生的可能性。《2002 年世界卫生报告》中将风险定义为"导致不利结果的概率或造成这种概率提高的因素"。

健康风险是作用于人的身体、影响人的健康的一种风险，是指在人的生命过程中，因自然、社会和人自身发展的诸多因素，导致人出现疾病、伤残以及造成健康损失的可能性。健康风险是风险在健康领域的表现，作为直接关系到每人基本生存利益的特殊风险，健康风险具有以下五个特点。

健康风险具有客观性。健康风险是客观存在的，是不以人的意志为转移的。生态环境、交通事故、生活方式等都可能成为健康风险因素，公众只能在一定的范围内改变风险形成和发展的条件，降低健康风险发生的概率，减少健康损失程度，而不能彻底消除健康风险。

健康风险具有严重危害性。与一般风险可能引发的财产损失不同，健康损失具有人身伤害特性。健康风险的危害对象是人，它对人体健康造成伤害，造成暂时性或永久性劳动能力的丧失甚至消灭。健康风险发生后，会给人们的生活、工作带来困难、损失，甚至是死亡。

健康风险具有普遍性。健康风险在公众生产生活中无处不在、无时不有，并威胁着人类的健康和生命的安全，如雾霾天气、不良卫生习惯、体重过轻、肥胖、不安全的水、高盐高糖食品、吸烟、饮酒、意外事故的发生等。随着人类社会的不断前进和发展，人类将面临更多新的健康风险，健康风险导致的损失也可能越来越大。

健康风险具有复杂性。人类已知的疾病种类繁多，每一种疾病又因个体差异而表现各异。此外，环境污染、社会因素、生活方式、工作压力和心理因素等各种因素所致疾病，以及未知疾病、潜在疾病和亚健康状况蔓延发展等均使得健康风险表现出复杂性，并且一般的风险预测技术也难以适用于健康风险的预测，健康防范显得尤为困难。

健康风险具有社会性。某些健康风险引发的疾病具有传染性，这类疾病风险不仅直接危害个人健康，而且会涉及整个地区乃至社会。此外，健康风险与社会生产、生活密切相关，发达国家和发展中国家主要健康风险因素不同，但又存在共同的健康风险影响因素，健康风险因素具有社会性。

## 知识链接：老龄化与健康风险

随着年龄的增加，机体产生很多潜在的生理变化，慢性疾病的患病风险增加。60 岁之后，失能及死亡在大多数情况下都是由老龄化相关的听力、视力、行动能力的丧失，以及心脏病、中风、慢性呼吸系统疾病、癌症、老年痴呆等非传染性疾病造成的。并且，老龄化会带来多种慢性疾病同时存在（即共患疾病）的高风险，因而不应简单地考虑每种疾患各自独立的影响。在德国，70~85 岁的人群中，估计有 24% 的个体同时患有 5 种及以上的疾病。共患疾病对个体机能和医疗卫生资源及相关费用造成的影响，常常比这些疾患各自产生的影响总和要高得多。

### （二）健康风险的分类

健康风险主要包括疾病风险和残疾风险。

1. 疾病风险

疾病风险有广义和狭义之分。狭义的疾病风险即由于人身所患疾病而带来的经济、生理、心理等损失的风险；广义的疾病风险则包括人身的疾病、生育以及意外伤害事故等方面存在或引起的风险。

根据疾病是否具有传染性，可以分为传染性疾病和非传染性疾病两大类；根据疾病的发病历程长短可以分为急性发病和慢性发病，通常所说的慢性病是指非传染性疾病中慢性发作疾病。目前慢性非传染性疾病风险，如肿瘤、心脏血管疾病、慢性阻塞性肺疾病、精神疾病风险等已成为导致我国居民死亡的首要健康风险因素。

2. 残疾风险

残疾风险是指由于疾病、伤害事故等导致人体机体损伤、组织器官缺损或功能障碍等的风险。我国现有 8 500 多万名残疾人，即每 16 人中就有一名残疾人。随着我国人口的快速老龄化、各种突发事件频发、慢性非传染性疾病患病人群的不断增加，我国开始进入残疾人规模增大、结构变动、风险提高的关键时期。有数据预估，到 2030 年，每年将新增残疾人 200 万~250 万人。

残疾风险不仅给个人和家庭带来了严重的伤害，而且附加比较重的疾病经济负担。致残风险不容忽视，它存在于人体生命周期的各年龄阶段，如婴幼儿的先天性残疾，学龄阶段的传染病致残，工作阶段的创伤性致残以及老龄时期的退化性疾病致残等。

我国首个残疾预防领域的国家级政策文件《国家残疾预防行动计划（2016—2020 年）》提出："到 2020 年，残疾预防工作体系和防控网络更加完善，全社会残疾预防意识与能力显著增强，可比口径残疾发生率在同等收入国家中处于较低水平。"这是推进健康中国建设的又一重要举措。一份来自世界卫生组织残疾预防与康复专家委员会的报告认为，利用现有技术可以使至少 50% 的残疾得以控制或者使其延迟发生。《国家残疾预防行动计划（2016—2020 年）》提出的加强婚前、孕前、产前健康检查或筛查、加强新生儿筛查及干预、开展及提高慢性病规范管理、努力减少伤害致残等行动无不是从各方面入手控制致残风险。

### （三）健康风险因素

健康风险因素是指对国家或地区公众健康造成损害的不利因素。《2002 年世界卫生报告》根据一系列健康风险造成的疾病负担提出了全球和地区两级的十大风险。全球一级的十大风险因素包括：①体重过轻；②不安全的性行为；③高血压；④吸烟；⑤喝酒；⑥不安全的水、不安全的卫生设施和卫生习惯；⑦缺铁；⑧固体燃料释放的室内烟雾；⑨高胆固醇；⑩肥胖。这些因素导致的死亡人数合计占世界范围全部死亡人数的 1/3 以上。2015 年，一项由华盛顿大学健康测量与评价中心开展的荟萃研究，对 188 个国家 1990—2013 年的 79 种行为、环境、职业和代谢危险因素或危险集群，进行了全球、区域和国家相对危险评估。同时，由该中心牵头，我国疾病预防控制中心和全国妇幼卫生监测办公室协作进行的研究，使用1990—2013年中国240种疾病别死亡率等数据，研究结果显示，在全国范围内，脑血管疾病是男性和女性死亡的首要原因。华盛顿大学健康测量与评价中心研究得到的数据显示，2013年全球前10位与死亡人数最多相关的危险因素包括高收缩压、吸烟、高身体质量指数（Body Mass Index，BMI）、高空腹血糖、高盐饮食、水果比重低的饮食、大气颗粒物污染、来自固体燃料的室内空气污染、高总胆固醇、饮酒；中国排在前10位的健康危险因素包括高收缩压、吸烟、高盐饮食、水果比重低的饮食、大气颗粒物污染、来自固体燃料的室内空气污染、高BMI、高空腹血糖、饮酒、全谷物比重低的饮食。对比2002年和2015年全球十大危险因素可以发现，经过十几年的经济发展，与经济落后有关的体重过轻、新生儿和孕产妇的营养不良、不安全的卫生设施和卫生习惯等危险因素已得到有效控制，取而代之的是肥胖、高盐高糖饮食等不良生活方式引发的危险因素。

1. 全球十大健康风险因素

（1）高收缩压。高收缩压也称高血压，是血管持续受到较高压力时出现的一种疾病。高血压是心血管疾病的一个关键危险因素，严重影响着卫生体系脆弱的低收入和中等收入国家的人民。高血压在全球对11.3亿人造成影响，2015年，世界上超过一半的高血压成年人生活在亚洲，目前每年有900万人死于血压升高。2015年，约24%的男性和21%的女性没有对血压进行控制。高血压与过多摄入高脂、高糖、高盐食品密切相关。高血压再加上吸烟和过量饮酒则更为致命，因为吸烟和过量饮酒还是多种癌症以及心脏病、脑卒中和其他严重疾病的病因。

（2）吸烟。全球每年约有600万人死于吸烟，其中大多数人来自发展中国家，夺走许多家庭本可用于食品和教育的资金，并给家庭、社区和国家带来巨大的医疗费用，每年与烟草业相关的医疗保健支出高达1万多亿美元。全球15岁及以上吸烟人数高达11亿人，其中约80%生活在低收入和中等收入国家，大约 2.26 亿烟民生活贫困。吸烟者的健康面临严重的长期危险，所有年龄段吸烟者的死亡率要比不吸烟者高两三倍。

（3）肥胖。超重和肥胖的定义是可损害健康的异常或过量脂肪累积。BMI 通常用于对成人进行超重和肥胖的分类，WHO 将"超重"界定为 BMI 大于等于 25，将"肥胖"界定为 BMI 大于等于 30。对 5 岁以下儿童和 5 岁至 19 岁人群，超重和肥胖均有各自明确的定义。2014 年，全球 18 岁及以上的成年人中逾 19 亿人超重，其中，超过 6 亿人肥胖；有 4 100 万 5 岁以下儿童超重或肥胖，超重儿童可能成为肥胖的成人，相对于非超重儿童而言，超重儿童可能会较早罹患糖尿病和心血管疾病，从而加剧过早死亡和残疾的风险。世界上 65% 的人口生活在超重和肥胖致死人数高于体重过轻致死人数国家中。在全球范围内，44% 的糖尿病患者、23% 的缺血性心脏病患者和某些癌症患者病因可归咎于超重和肥胖。肥胖曾被视为高收入国家的问题，而现在低收入和中等收入国家也广泛存在这一问题。

（4）高空腹血糖。2012 年，全球估计有 150 万例死亡与糖尿病直接相关，另有 220 万例死亡由高血糖导致。长期高血糖会引发糖尿病，WHO 预测，2030 年糖尿病将成为全球第 7 位的主要死因。

（5）高盐饮食。大多数人通过食盐摄入过多钠（相当于每日平均摄入 9~12 克盐），而钾摄入量则不足（每日平均摄入量少于 3.5 克盐）。盐摄入量超标加上钾摄入量不足会引起高血压，进而加剧心脏病和中风的风险。如果人们将盐摄入量降至每日低于 5 克的推荐水平，全球每年可以避免 170 万例死亡。

（6）水果比重低的饮食。世界卫生组织建议，每天至少食用 400 克水果和蔬菜。需要注意的是，土豆、红薯、木薯和其他淀粉类根茎食物不属于水果或蔬菜。

（7）大气颗粒物污染。据 WHO 的空气质量模型证实，世界上 92% 的人口所在地区的空气质量水平超过《世卫组织环境空气质量指南》（以下简称《世卫组织指南》），对直径小于 2.5 微米颗粒物（PM2.5）限定的年平均值。2012 年，全球约有 370 万 60 岁以下的人死于室外空气污染。《世卫组织指南》对 PM2.5 的年平均限值为年均 10 微克 / 立方米。PM2.5 包括硫酸盐、硝酸盐和黑碳等污染物，它们能深入到肺部和心血管系统，对人类健康构成极大风险。

（8）固体燃料释放的室内烟雾。世界有一半的人口面临室内空气污染，主要原因是炊事和取暖所用固体燃料的燃烧。据估计，全球范围内有 36% 下呼吸道感染和 22% 慢性阻塞性肺部疾病是这种污染造成的。

（9）高总胆固醇。高总胆固醇和高血压一样，是心血管疾病和中风的主要危险因素之一，高总胆固醇与饮食习惯有关，需要通过健康生活方式予以改善。

（10）饮酒。从世界范围看，每年酒精造成的死亡人数为 180 万人，占全球疾病经济负担的 4%，比例最高的是美洲和欧洲。据估计，在世界范围内，酒精导致的食道癌、肝癌、癫痫症、机动车事故以及凶杀和其他故意伤害事件占 20%~30%。

## 知识链接：吸烟与疾病

2017 年 4 月《柳叶刀》杂志（The Lancet）刊载了一项研究，研究人员通过开展全球疾病负担、伤害与危险因素研究评估全球部分国家和地区因吸烟导致的疾病发生率。研究结果表明：2015 年，全球有 11.5%（640 万人）的死亡与吸烟有关，其中，中国、印度、美国以及俄罗斯合计占比 52.2%。2015 年吸烟是排名前 5 的致死亡或疾病因素，涉及的国家和地区有 109 个，而这一数据在 1990 年是 88 个国家和地区。在全球范围内，2015 年每日吸烟导致的年龄标准化患病率男性为 25.0%、女性为 5.4%，相比 1990 年的数据分别减少了 28.4% 和 34.4%。2005—2015年，大部分国家和地区吸烟率降幅高于 1990—2005 年。

2. 我国十大健康风险因素

（1）高血压。1990—2013 年，我国高血压死亡人数增长了 81.3%，成为致死第一危险因素，我国 54% 的心肌梗死死亡、71% 的脑卒中死亡都和高血压有关。高血压发病率居高不下与公众对高血压的认知程度不高和高血压规范控制效果不好均有关系。

（2）吸烟。1990—2013 年，我国因吸烟导致死亡的人数高出世界平均水平约 7%，其中女性吸烟致死人数虽下降 8%，但男性吸烟致死人数增加了 55.2%。近年来，尽管公众对吸烟危害的认识程度有所提高，控烟和戒烟也一直备受关注，但我国传统的"烟文化"使得吸烟率这么多年并未明显下降，而且吸烟群体日趋低龄化。

（3）高钠饮食。高钠饮食的致死风险正在中国逐年上升，且高于全球平均水平。钠摄入过量成为血压升高、肾脏代谢功能变差的主因。在中国，高钠饮食是非常常见的现象，很多地方特色食品都比较重口味，食盐等调料放入过多，且很多人偏爱腊肉、腊肠等熏制食品，使得食物中钠含量始终处于较高水平。《中国居民膳食指南》推荐，18 岁以上成人每天食盐摄入量应控制在 6 克以内，但我国居民每日食盐摄入量平均为 10.5 克。

（4）水果蔬菜不足。我国居民水果摄入量呈减少趋势，由于摄入量的不足导致死亡风险大大增加，健康受到严重威胁。随着经济社会的发展，人民生活水平逐渐提高，水果日均摄入量却由 2010 年的 45 克降到 2012 年的 40.7 克，新鲜蔬菜摄入量相应地由 276.2 克降为 269.4 克。2013 年因水果摄入量不足导致 104 万人死亡，男性死亡风险比女性高 35%。WHO 指出，果蔬摄入量过少在全球造成约 19% 的胃肠道癌症，31% 的缺血性心脏病和 11% 的中风。

（5）大气颗粒物污染。1990—2013 年，我国因大气颗粒物污染导致的死亡人数上升 59%，仅 2013 年就有约 91 万人因此死亡。大气颗粒物污染主要来自汽车尾气、工业废气、建筑扬尘、餐馆油烟等。这些颗粒物会吸附空气中有毒成分，危害健康，增加肺癌风险。大多数城市空气污染日益严重。许多因素导致了这一污染现象的恶化，包括依赖化石燃料，过度使用私人机动车辆，建筑的能源利用效率低等。

（6）来自固体燃料的室内空气污染。来自固体燃料的室内空气污染仍是致死的一大因素，但可喜的是，这是 23 年来，十大因素中唯一呈下降趋势的。数据显示，因它致死的人数减少了 25%。固体燃料的室内空气污染主要指煤、木材、秸秆等不完全燃烧产生的二氧化碳、二氧化硫、颗粒物和有害有机物。不完全燃烧释放的烟雾可能诱发哮喘、慢阻肺甚至癌症。目前，家庭燃煤烧柴的情况有所减少，但在农村地区依然存在。此外，烹调油烟、家装、家具可能释放有害气体，增加呼吸疾病、血液疾病甚至肿瘤风险。

（7）高 BMI。1990—2013 年，肥胖一跃进入我国十大健康风险因素前十名，死亡人数上升 114%。仅在 2013 年，就有约 64 万人因肥胖而死，尤以男性为主。

（8）高空腹血糖。1990—2013 年，我国因高空腹血糖死亡的人数增加了 95%，仅 2013 年，这一数字就达 62 万人。一般情况下，空腹血糖、餐后血糖的正常值分别应控制在 5.6 毫摩尔每升、7.8 毫摩尔每升以内，血糖高不仅降低生活质量，还会引发致命并发症。有学者表示，导致我国高血糖人群激增的主因有三点：一是高脂饮食，加重身体代谢负担，导致次日早上空腹血糖高；二是国人饮食结构中，白米饭、白馒头等精制谷物摄入量过多，粗粮摄入量较少；三是肥胖导致肝脏胰岛素抵抗强，影响胰岛素降糖作用。

（9）饮酒。23 年来，公众饮酒死亡人数上升 30%，以男性居多。2013年饮酒致死 59 万人，男性占到 83%。我国传统的"酒文化"源远流长，传统节日离不开酒，婚丧嫁娶离不开酒，商务宴请离不开酒，尤其是我国这些年来经济飞速发展，公众平时饮酒量也在上升。很多人只知酗酒有害健康，但对量和具体危害的认知却不足，因此没有严格约束自己，有些人甚至在生病吃药期间依旧不忘饮酒，想要做到少饮酒、不饮酒还需要加强宣传和引导。

（10）粗粮吃得太少。1990—2013 年，公众谷物摄入量越来越少，2013 年因此导致的死亡人数达到 46 万人，这是"最新入榜"的死亡危险因素。粗粮能够为人体提供必要的营养物质，但由于人们生活水平的提高，精米细面反而更受欢迎，粗粮已经渐渐被人们抛弃。幸运的是，近几年来，人们关注自身健康的同时也意识到了粗粮对人体的重要性，渐渐开始摄入部分粗粮。

**（四）健康风险的预防与控制**

不健康的饮食和缺乏身体活动是引起慢性非传染性疾病（包括心血管疾病、II 型糖尿病和某些种类癌症）的主要原因，并且在很大程度上造成疾病经济负担、死亡和伤残。政府在改善生活环境，鼓励和引导居民个体、家庭和社区的行为变化方面发挥不可替代的核心作用。

1. 饮食与健康

不良饮食习惯会导致人体正常的生理功能紊乱从而感染疾病，十大健康危险因素中，涉及饮食的问题，如高盐、高糖、少食蔬菜、少食粗粮、高 BMI 占了一半。健康饮食能帮助预防所有形式的营养不良以及包括糖尿病、心脏病、中风和癌症在内的非传染性疾病。

（1）不健康饮食习惯现状。随着我国工业化、城镇化的发展，越来越多加工食品的产量上升，公众的膳食模式也在悄然发生变化。高度加工食品越来越容易获得，也越来越便宜，然而加工食品含盐含糖量特别高（如方便食品、咸肉、火腿和香肠等加工肉类、奶酪、零食、方便面、面包和加工麦片等）。此外，我国传统、复杂的烹饪过程也导致加工食品中含盐含糖量较高。公众在消费更多能量密集食品，这些食品的饱和脂肪、反式脂肪、糖和盐的含量都很高。与此同时，人们消耗的水果、蔬菜和膳食纤维（如谷物）数量减少了，而这几种食物是健康饮食的重要组成部分。水果和蔬菜含钾，钾则有助于降低血压。

（2）健康饮食习惯。多样化、平衡和健康饮食的精确构成因个人需求

（如年龄、性别、生活方式以及身体活动程度等）、文化背景、本地可获得的食物以及饮食习俗不同而有所不同。而构成健康饮食的基本原则应相对固定。

成人阶段。成年人有益健康的饮食习惯包括：①多吃水果、蔬菜、豆类、坚果和谷物类（包括未加工的玉米、小米、燕麦、大麦、糙米等）食品；②每天至少食用400克水果和蔬菜；③对于一个有着健康体重每天消耗大约2 000卡路里的人来说，应只有不到10%的能量来自游离糖（游离糖是生产商、厨师或消费者在食品或饮料中添加的糖以及天然存在于蜂蜜、糖浆、果汁和浓缩果汁中的糖），相当于不到50克，如果低于总能量的5%，可能更有益于健康；④脂肪含量占总能量的30%以下，其中不饱和脂肪（来自于鱼、鳄梨、坚果、葵花油、菜籽油和橄榄油等）优于饱和脂肪（来自于肥肉、黄油、棕榈油和椰子油、奶油、奶酪、酥油和猪油等），工业制作的反式脂肪（来自于加工食品、快餐、零食、油炸食品、冰冻披萨饼、馅饼、饼干、人造黄油和涂抹在食品上的酱料等）无益于健康；⑤每日食盐量低于5克，并使用加碘盐。

婴儿和幼儿阶段。培养健康的饮食习惯，从生命之初开始。母乳喂养可促进婴幼儿健康生长并改善认知发育，还可能会带来长久健康益处，如降低在生命晚些阶段出现体重过重或肥胖，以及发生非传染性疾病的危险。此外，婴幼儿阶段需注意的是，一般应持续母乳喂养其至2岁或更久；6个月后，应在母乳喂养的同时，添加各种营养充分的安全辅食，不应在辅食中添加盐和糖。

减少食盐、脂肪的摄入，同时增加蔬菜水果摄入执行起来并不容易，世界卫生组织的研究为我们提供以下几种方法，可供参考。

1）减少脂肪摄入。可以采用的方法包括：①改变烹调方式；②剔除肥肉；③用植物油代替动物油；④用蒸煮或烘焙代替煎炒；⑤避免食用含有反式脂肪的加工食品；⑥少吃含有大量饱和脂肪的食物，如奶酪、冰淇淋和肥肉等。

2）减少食盐摄入。可以采用的方法包括：①在制备食物时不添加盐、酱油或鱼露；②不在饭桌上放盐；③限制食用咸味零食；④选择钠含量较低的食品。日常生活中对减盐存在以下误区：①"又热又潮易出汗的日子，人们需要膳食里有更多的盐"——出汗损失的盐分很少，所以即使是又热又潮的日子也不需要补充额外的盐，但要大量喝水；②"海盐因为是'天然盐'而好于加工出来的盐"——不论盐的来源如何，引起糟糕健康结局的是盐里面的钠；③"烹饪过程中添加的盐是人们摄入盐的主要来源"——在许多国家，膳食中约80%的盐来自加工食品；④"没有盐的食物没味道"——一开始可能确实如此，但味蕾会很快适应盐变少的情况，您也更可能享受低盐食物，而且可以尝出更多的味道；⑤"高盐食物尝起来是咸的"——有些高盐食物尝起来不是很咸，因为它们会和糖等其他东西混在一起，掩盖了盐的味道，一定要仔细查看食品标签，看看钠含量是多少；⑥"只有老人需要担心吃了多少盐"——不论什么年龄，吃盐太多都会导致血压升高。

3）减少糖摄入。在整个生命历程中都应该减少游离糖的摄入量。限制食用含糖量高的食品和饮料，如含糖饮料、甜腻的零食和糖果等。

4）增加蔬菜水果摄入。每顿菜肴应配有一定量的蔬菜；可以作为零食吃新鲜的水果和生蔬菜；食用当季的新鲜水果和蔬菜；时常变换水果和蔬菜的种类。

2. 身体活动与健康

饮食和身体活动既单独又联合影响身体健康，虽然饮食和身体活动通常互相作用影响健康，特别是在肥胖方面，但是身体活动有着独立于营养和饮食的额外健康效益。身体活动是改善个人身体和精神健康的基本手段。

（1）身体活动。根据WHO的定义，身体活动是指由骨骼肌肉产生的需要消耗能量的任何身体动作，其中包括工作期间的活动、游戏、家务、出行和休闲娱乐活动。"身体活动"与通常所说的"锻炼"并不相同。锻炼是身体活动的一部分，涉及有计划、有条理和反复的动作，目的在于增进或维持身体素质的一个或多个方面。除锻炼外，在休闲时间活动、步行或骑自行车等交通往来以及职业活动中的身体活动具有健康益处。此外，中等强度和高强度的身体活动可以增进健康。

（2）我国居民身体活动现状。随着经济、科技和社会环境的发展变化，我国居民身体活动逐渐减少。

新技术、新设备不断被开发利用，一方面研制出更适宜的运动器械，从设备设施上更方便居民开展身体活动；另一方面，扫地机器人等设备的出现使得居民职业性身体活动强度的降低和家务劳动的减少，此外，居民机动车使用量的逐年增加，使得居民静态活动时间随之增加。

城市化致居民减少身体活动的趋势越来越明显，这主要与外部环境有关，比如：①担心在室外遇到暴力和犯罪行为；②交通拥堵；③空气质量差和大气污染；④缺少公园、人行道和体育、娱乐设施。

在全球，23% 的成年人和 81% 的在校青少年身体活动不足。在高收入国家，26% 的男性和 35% 的女性缺乏身体活动；而在低收入国家，12% 的男性和 24% 的女性身体活动不足。国民生产总值较高或上升，身体活动水平往往较低或下降。

在各年龄段，身体活动带来的益处均大于意外事故等可能造成的危害。多少开展一些身体活动总比一点也不做要好。只要全天抽空做一些相对简单的身体活动，就可轻易达到推荐的活动水平。

（3）身体活动的适宜量。WHO 提出的不同年龄段人群适宜的身体活动量如下所示。

5~17 岁的儿童和青少年，每天应当至少进行 60 分钟中等强度到高强度身体活动，每天身体活动超过 60 分钟将可获得额外的健康效益，每周应当包括至少 3 次加强肌肉和骨骼的活动。

18~64 岁的成人，每周应从事至少 150 分钟的中等强度身体活动，或一周至少 75 分钟的高强度活动，或中等强度和高强度活动综合起来达到等量的身体活动；为获得额外的健康效益，成人应将中等强度身体活动增加至每周 300 分钟或应达到等量的身体活动；每周应至少有 2 天从事加强主肌群的活动。

65 岁以上的成人，每周应从事至少 150 分钟的中等强度身体活动，或一周至少 75 分钟的高强度活动，或中等强度和高强度活动综合起来达到等量的身体活动；为获得额外的健康效益，他们应将中等强度身体活动增加至每周 300 分钟或应达到等量的身体活动；行动不便者每周应至少有 3 天从事身体活动以加强平衡和防止跌倒；每周应至少有 2 天从事加强主肌群的活动。

不同类型身体活动的强度宜因人而异。为有利于心肺健康，每次应至少持续活动 10 分钟。

（4）身体活动的益处。身体活动的益处是显而易见的，经常和适当的身体活动水平能够改善肌肉和心肺功能；改善骨骼和功能性健康；降低高血压、冠心病、中风、糖尿病、包括乳腺癌和结肠癌在内的多种癌症以及抑郁症的风险；降低跌倒以及髋部或脊椎骨折的风险；对能量平衡和体重控制具有极端重要的作用。

缺乏身体活动是非传染性疾病，如中风、糖尿病和癌症的重要风险因素。与身体活动充分者相比，身体活动不足者的死亡风险会增加 20%~30%。政府要采取行动，使人们有更多保持活动的机会，以增加身体活动。《规划纲要》明确提出积极发展健身休闲运动产业。

3. 环境保护与健康

根据世界卫生组织的研究，室内和室外空气污染、不安全饮用水、缺乏卫生设施等环境危险，每年在全球夺走 170 万名 5 岁以下儿童的生命。儿童最常见的死亡原因（腹泻、疟疾和肺炎）中有很大一部分可通过获得安全饮用水和清洁的烹饪燃料得到预防。WHO 最新估计全球所有死亡人数中有 23%（估计每年有 1 260 万人）与环境风险相关，比如空气、水和土壤污染、化学品接触、气候变化以及紫外线辐射。除了肺炎和腹泻病之外，这些风险还会引起 100 多种疾病和伤害。

室外空气污染的大多数来源远非个人所能控制，因此需要各个国家和城市的相关政府部门（包括交通运输、能源废弃物管理、建筑和农业等部门）的通力协作。在工业方面：采用清洁的技术，减少工业烟囱的排放；改善城市和农业废弃物管理，包括以收集废弃物场所排放的甲烷气体替代焚烧垃圾的做法。在交通运输方面：转向清洁的发电方式；在城市中优先重视快速城市交通，步行和自行车网络以及城市间的铁路货运和客运；转向更清洁的重型柴油车辆以及低排放车辆和燃料，包括降低了硫含量的燃料。在城市规划方面：提高建筑物的能源效率，使城市更加紧密，从而高效节能。在发电方面：更多使用低排放燃料和可再生的无燃烧电力来源（如太阳能、风能或水能）；采用热电联产；以及使用分布式能源生产（如小型电网和屋顶太阳能发电）。在城市和农业废弃物管理方面：废弃物减量、分类、回收和再利用或废弃物后处理策略，以及生物废弃物管理的改良方法（如通过厌氧消化废弃物产生沼气等）都是可以替代露天焚烧固体废弃物的低成本方法。在焚烧不可避免的情况下，则必须采用严格控制排放的燃烧技术。

工作场所的健康风险，例如高温、噪声、粉尘、有害化学物质等，会导致职业病，并可加剧其他健康问题。可采取有效的干预措施预防职业病，例如隔离污染源、通风、控制噪声、替代危险化学品、改进家具、改进工作安排等。

各种疾病传播与受污染的水和较差的卫生条件相关，例如霍乱、腹泻、痢疾、甲肝、伤寒、脊髓灰质炎。供水和卫生设施服务的缺失、不够或管理不当，使个人处于本可预防的健康风险。尤其在卫生保健机构的水、卫生设施和卫生服务缺乏时，患者和工作人员则处于感染和疾病的更大危险。在全球范围内，有 15% 的患者在住院期间发生感染，低收入国家的此类比例则大得多。治理水污染应在国家层面出台相应的政策、法规和监督机制，改善对水资源以及废水的安全管理，预防水源性疾病传播。

4. 政策与健康

增加身体活动，养成健康饮食习惯、降低环境污染需要包括政府在内的多个部门和利益相关方的参与，政府政策和战略应为其创造环境，鼓励人们消费适当数量的安全且富有营养的食品，这些食品共同组成低盐的健康膳食。

（1）健康饮食习惯培养政策。改善膳食习惯既是社会责任也是个人责任，需要开展多部门行动。确保在学前机构、学校、其他公共机构以及工作场所提供健康、安全且负担得起的食物，从而为促进健康饮食习惯建立标准；鼓励食品服务机构和饮食网点提高其食品的营养质量，确保可供选择的健康食品的可得性和可负担性，并检查份额和价格。通过政府相关部门的宣传，鼓励消费者要求获得健康食品和膳食，即增强消费者对健康饮食的意识；向儿童、青少年和成人讲解营养知识和健康饮食做法；鼓励掌握烹饪技艺，包括在学校进行传授。

（2）政策法规改善食品供给。政府通过适当的财政政策和法规，确保食品生产商和零售商生产更健康的食品或者以可负担的价格提供健康的产品；与私营部门一道提高低盐产品的可获得性和可及性；采取补贴措施将新鲜水果和蔬菜价格降低；对某些食品和饮料，尤其是对富含饱和脂肪、反式脂肪、游离糖、盐的食品征税；按产品或某一成分的数量或数额适当增加征税，例如对烟草制品、酒精饮料、高糖或高盐包装产品高额征税。

（3）制定政策增加身体活动。国家制定和实施有益健康的身体活动指南；将身体活动纳入其他相关政策领域，确保各项政策和行动计划的一致性和互补性；利用大众媒体提高对身体活动益处的认识；建立监督和监测机制，增加身体活动的政策的目标有：①所有人都能安全地步行、骑自行车和使用其他形式的主动交通工具；②劳动和工作场所实行鼓励身体活动的政策；③学校拥有供学生积极度过空闲时间的安全地点和设施；④通过高质量体育课程，支持儿童接受有益健康的行为模式，使其能够终身积极从事身体活动。

### 二、健康素养

素养是人们在经常修习和日常生活中所获得知识的内化和融合，它对一个人的思维方式、处世方式、行为习惯等方面都起着重要作用。具备一定的知识并不等于具有相应的素养。只有通过内化和融合，并真正对思想意识、思维方式、处世原则、行为习惯等产生影响，才能上升为某种素养。

#### （一）健康素养的含义

广义上的健康素养是个人根据获得和理解的信息促进自己、家庭和社区健康的能力。健康素养是健康的重要决定因素，也是经济社会发展的综合反映，受政治、经济、文化、教育、卫生发展水平等多种因素的影响，因此健康素养的概念随着社会发展而演变。目前广为大众接受的是美国卫生与公众服务部给出的定义，健康素养是指个人获取、理解、处理基本的健康信息和服务，并利用这些信息和服务做出有利于提高和维护自身健康决策的能力。

#### （二）我国健康素养促进项目

公民健康素养包括三方面的内容：健康基本知识和理念、健康生活方式与行为、基本技能。2015 年 12 月 30 日，国家卫生计生委办公厅印发了《中国公民健康素养——基本知识与技能（2015 年版）》（以下简称《健康素养 66 条》），提出了现阶段我国城乡居民应该具备的基本健康知识和理念、健康生活方式与行为、健康基本技能。《健康素养 66 条》与 2008 年卫生部首次发布的《中国公民健康素养——基本知识与技能（试行）》相比，《健康素养 66 条》重点增加了近几年凸显出来的健康问题，如精神卫生问题、慢性病防治问题、安全与急救问题、科学就医和合理用药问题等。此外，还增加了关爱妇女生殖健康，健康信息的获取、甄别与利用等知识。

《健康素养 66 条》在公民应具备的健康基本知识和理念方面提出 25 条，在应具备的健康生活方式和行为方面提出 29 条，在应具备的健康基本技能方面提出 12 条。具体内容如下。

1. 基本知识和理念

（1）健康不仅仅是没有疾病或虚弱，而是身体、心理和社会适应的完好状态。

（2）每个人都有维护自身和他人健康的责任，健康的生活方式能够维护和促进自身健康。

（3）环境与健康息息相关，保护环境，促进健康。

（4）无偿献血，助人利己。

（5）每个人都应当关爱、帮助、不歧视病残人员。

（6）定期进行健康体检。

（7）成年人的正常血压为收缩压 ≥ 12 千帕且 <18.7 千帕，舒张压 ≥ 8 千帕且 <12 千帕；腋下体温 36 摄氏度至 37 摄氏度；平静呼吸每分钟 16~20 次；心率每分钟 60~100 次。

（8）接种疫苗是预防一些传染病最有效、最经济的措施，儿童出生后应当按照免疫程序接种疫苗。

（9）在流感流行季节前接种流感疫苗可减少患流感的机会或减轻患流感后的症状。

（10）艾滋病、乙肝和丙肝通过血液、性接触和母婴三种途径传播，日常生活和工作接触不会传播。

（11）肺结核主要通过病人咳嗽、打喷嚏、大声说话等产生的飞沫传播；出现咳嗽、咳痰 2 周以上，或痰中带血，应当及时检查是否得了肺结核。

（12）坚持规范治疗，大部分肺结核病人能够治愈，并能有效预防耐药结核的产生。

（13）在血吸虫病流行区，应当尽量避免接触疫水；接触疫水后，应当及时进行检查或接受预防性治疗。

（14）家养犬、猫应当接种兽用狂犬病疫苗；人被犬、猫抓伤、咬伤后，应当立即冲洗伤口，并尽快注射抗狂犬病免疫球蛋白（或血清）和人用狂犬病疫苗。

（15）蚊子、苍蝇、老鼠、蟑螂等会传播疾病。

（16）发现病死禽畜要报告，不加工、不食用病死禽畜，不食用野生动物。

（17）关注血压变化，控制高血压危险因素，高血压患者要学会自我健康管理。

（18）关注血糖变化，控制糖尿病危险因素，糖尿病患者应当加强自我健康管理。

（19）积极参加癌症筛查，及早发现癌症和癌前病变。

（20）每个人都可能出现抑郁和焦虑情绪，正确认识抑郁症和焦虑症。

（21）关爱老年人，预防老年人跌倒，识别阿尔茨海默病。

（22）选择安全、高效的避孕措施，减少人工流产，关爱妇女生殖健康。

（23）保健食品不是药品，正确选用保健食品。

（24）劳动者要了解工作岗位和工作环境中存在的危害因素，遵守操作规程，注意个人防护，避免职业伤害。

（25）从事有毒有害工种的劳动者享有职业保护的权利。

2. 健康生活方式与行为

（1）健康生活方式主要包括合理膳食、适量运动、戒烟限酒、心理平衡四个方面。

（2）保持正常体重，避免超重与肥胖。

（3）膳食应当以谷类为主，多吃蔬菜、水果和薯类，注意荤素、粗细搭配。

（4）提倡每天食用奶类、豆类及其制品。

（5）膳食要清淡，要少油、少盐、少糖，食用合格碘盐。

（6）讲究饮水卫生，每天适量饮水。

（7）生、熟食品要分开存放和加工，生吃蔬菜水果要洗净，不吃变质、超过保质期的食品。

（8）成年人每日应当步行 6 000~10 000 步或与其相当运动量的身体活动，动则有益，贵在坚持。

（9）吸烟和二手烟暴露会导致癌症、心血管疾病、呼吸系统疾病等多种疾病。

（10）"低焦油卷烟""中草药卷烟"不能降低吸烟带来的危害。

（11）任何年龄戒烟均可获益，戒烟越早越好，戒烟门诊可提供专业戒烟服务。

（12）少饮酒，不酗酒。

（13）遵医嘱使用镇静催眠药和镇痛药等成瘾性药物，预防药物依赖。

（14）拒绝毒品。

（15）劳逸结合，每天保证 7~8 小时睡眠。

（16）重视和维护心理健康，遇到心理问题时应当主动寻求帮助。

（17）勤洗手、常洗澡、早晚刷牙、饭后漱口，不共用毛巾和洗漱用品。

（18）根据天气变化和空气质量，适时开窗通风，保持室内空气流通。

（19）不在公共场所吸烟、吐痰，咳嗽、打喷嚏时遮掩口鼻。

（20）农村使用卫生厕所，管理好人畜粪便。

（21）科学就医，及时就诊，遵医嘱治疗，理性对待诊疗结果。

（22）合理用药，能口服不肌注，能肌注不输液，在医生指导下使用抗生素。

（23）戴头盔、系安全带，不超速、不酒驾、不疲劳驾驶，减少道路交通伤害。

（24）加强看护和教育，避免儿童接近危险水域，预防溺水。

（25）冬季取暖注意通风，谨防煤气中毒。

（26）主动接受婚前和孕前保健，孕期应当至少接受 5 次产前检查并住院分娩。

（27）孩子出生后应当尽早开始母乳喂养，满 6 个月时合理添加辅食。

（28）通过亲子交流、玩耍促进儿童早期发展，发现心理行为发育问题要尽早干预。

（29）青少年处于身心发展的关键时期，要培养健康的行为生活方式，预防近视、超重与肥胖，避免网络成瘾和过早性行为。

3. 基本技能

（1）关注健康信息，能够获取、理解、甄别、应用健康信息。

（2）能看懂食品、药品、保健品的标签和说明书。

（3）会识别常见的危险标识，如高压、易燃、易爆、剧毒、放射性、生物危害等，远离危险物。

（4）会测量脉搏和腋下体温。

（5）会正确使用安全套，减少感染艾滋病、性病的危险，防止意外怀孕。

（6）妥善存放和正确使用农药等有毒物品，谨防儿童接触。

（7）寻求紧急医疗救助时拨打"120"，寻求健康咨询服务时拨打"12320"。

（8）发生创伤出血量较多时，应当立即止血、包扎；对怀疑骨折的伤员不要轻易搬动。

（9）遇到呼吸、心跳骤停的伤病员，会进行心肺复苏。

（10）抢救触电者时，要首先切断电源，不要直接接触触电者。

（11）发生火灾时，用湿毛巾捂住口鼻、低姿逃生；拨打火警电话"119"。

（12）发生地震时，选择正确的避震方式，震后立即开展自救互救。

**（三）健康素养的监测**

为及时了解居民健康素养水平及其变化趋势，分析健康素养的影响因素，制定健康素养促进的干预策略，为各级政府和卫生计生行政部门制定相关政策提供科学依据，国家卫生计生委组织开展了全国居民健康素养水平的动态监测。主要监测指标包括以下几项内容。

1. 健康素养

指具备基本健康素养的人在总人群中所占的比例。

2. 健康素养具体内容及水平

基于"知识—行为—技能"的理论模式,健康素养水平包括基本健康知识和理念素养、健康生活方式与行为素养、基本技能素养 3 个方面。某个方面健康素养水平指具备该方面健康素养的人在总人群中所占的比例。

3. 六类健康问题素养水平

结合主要公共卫生问题,将健康素养划分为六类健康问题素养,即科学健康观、传染病防治素养、慢性病防治素养、安全与急救素养、基本医疗素养和健康信息素养。某类健康问题素养水平,指具备某类问题健康素养的人在总人群中所占的比例。

2015 年 8 月至 12 月,国家卫生计生委组织开展了第五次全国城乡居民健康素养调查。调查结果显示,2015 年中国居民健康素养水平为 10.25%,说明我国居民个人获取和理解基本健康信息和服务,并运用这些信息和服务作出正确决策的人口占比为 10.25%。该数据较 2012 年、2013 年、2014 年分别增长了 1.45 个、0.77 个和 0.46 个百分点,说明我国居民健康素养水平呈现缓慢但稳步上升的态势。从知识、行为和技能来看,2015 年中国居民基本知识和理念素养为 20.60%,健康生活方式与行为素养为 10.36%,基本技能素养水平为 13.94%。数据表明,居民要知晓健康知识与理念相对较为容易,但从知识信念转化为行为是一个漫长的过程,许多居民了解健康生活方式的要求,但要养成健康行为习惯和掌握健康技能较难,如在烟草控制方面,许多烟民深知吸烟的危害,但行动上却难以戒烟。从主要公共卫生问题来看,2015 年中国居民安全与急救素养为 45.72%,科学健康观素养为 33.82%,健康信息素养为 17.08%,传染病防治素养为 15.02%,慢性病防治素养为 10.38%,基本医疗素养为 9.49%,公共卫生问题健康素养水平差异过大,居民安全和急救素养水平最高,慢性病防治素养水平最低,与慢性病成为我国居民健康首要危险因素形成鲜明对比,在我国,开展健康教育,倡导健康生活方式任重而道远。

### 三、健康素养的培养与提升

#### (一)提升公民健康素养的意义

我国公民健康素养水平较低,主要体现在基本健康知识和理念的普遍缺失,健康生活方式与行为的不足,以及基本技能掌握的不够。事实上,知识和理解是健康素养提升的基础,使公众能够发挥积极作用,改善自身健康。

健康素养是确保显著健康结果的重要因素,一个人如果身体比较好,多半是因为他有维护自身健康的意识、健康素养水平相对较高。对社区、国家而言,健康素养的提高与否关乎全民身体素质能否增强,而全民身体素质的好坏关系到经济社会的发展。一个国家若想要富强起来,公众的身体素质是发展的基础,进而带动经济的发展,而社会经济发展最终的目标却又是提高全民素质,故而健康素养的提升对于一个国家发展有着很重要的作用。世界上很多国家都已将健康素养作为衡量公众健康状况、卫生事业发展以及经济社会发展水平的一项重要指标。

健康素养促进可持续发展目标的实现。健康素养水平较高的人们更有可能采取更健康的行为,也更有可能接受健康信息和服务并采取行动。因此,健康素养使个人能够保护自己、家庭和社区避免受到健康不良和极端天气等事件的冲击,而这些冲击会加大因无法维持工作或照护作用以及灾难性医疗费用支出等造成的贫穷风险。健康素养水平较高的人们更能够理解得到的营养信息并更有能力做出健康的选择,从而能够应对营养不足和营养过多两方面的问题,并改善营养不良的情况,如具有健康素养的母亲了解母乳喂养的营养效益和含糖婴儿配方的营养缺陷,因此可以通过实际母乳喂养强化婴幼儿健康。健康素养水平高的人更有能力让政府负责,也有更多精力和能力去关注环境、食品卫生等可能造成健康损失的危险因素。健康素养的提高促使人们了解自身权利并提出改善食品及生态环境的要求，督促监管部门着力改善健康环境。

### （二）提升公民健康素养的路径

《规划纲要》明确提出要"提高全民健康素养"，公民健康素养的提升，不仅仅是公民个体的事情，还需要加强和实施多部门公共政策和行动计划，需要各方主体的参与和努力，以多方努力达到提高健康教育和健康知识的普及的效果，发挥政府主导、部门合作、社会支持、公众参与的健康教育模式应有的作用。

政府通过提供持续的资金、建立专门项目、协调跨部门行动和定期开展健康素养监测，制定和实施健康素养促进政策。在经济落后地区，测量健康素养水平和健康素养提升需求，增强健康脆弱人群的健康素养水平，敦促公民个体和社区开展持续的健康促进活动。2008 年，卫生部发布了《中国公民健康素养——基本知识和技能（试行）》，包括基本知识和理念、健康生活方式和行为、基本技能三个方面，共 66 条，开始实施持续的国家健康素养促进项目。该项目每年投入资金达 4 000 万美元以上，项目覆盖全国，但对经济发展落后的中部和西部地区提供更多的资金支持。项目主要干预措施包括，通过对社区和工作场所内各种环境中的健康教育和促进活动，宣传健康知识和技能；通过教育部门的努力，在中小学和大学开设健康素养教育课程。通过政府持续的干预，中国公民健康素养得以稳步上升，全民健康素养水平从 2008 年的 6.48% 提升至 2015 年的 10.25%。为了持续提升公民的健康素养，需要政府制订可持续的项目干预计划，包括持续的资金投入、系统性的干预和监测，争取卫生部门以外其他部门的支持和合作，发挥政府的积极作用，为公民提供正确的健康教育知识。

除政府部门的努力外，媒体、社区以及科研机构均在提升公民健康素养方面发挥着重要而不可替代的作用。媒体是向公众传播健康知识和技能的重要信息平台，媒体在引导青少年的理想和热情，并在准确性方面应达到一定的道德标准，以便支持而不是误导公众的健康认知。我国目前媒体上部分健康科普活动难以摆脱市场行为的影响，媒体宣传教育的内容可能受到商业利益的干扰，政府一方面应加强对媒体的监督，同时要增加资金投入，支持媒体做健康知识的公益传播工作，向公众普及正确的健康知识。在社区，可通过社区参与研究（Community Based Participatory Research，CBPR）培养公众健康素养，社区参与研究强调非学术型伙伴在创造和改革中的作用，重视发挥社区成员和社区领导的参与和组织作用，如果 CBPR 应用于健康素养，那么应该是"为"提高社区居民健康素养的研究而不是"关于"提高社区居民健康素养的研究。学术研究机构通过研究制定和改进衡量健康素养的方法，汇总和传播健康素养方面具有成功经验的干预措施及其实施方案，并提供证据说明哪些措施有效，在什么情况下有效，以及为什么有效。互联网时代，自媒体对公众生活的渗透力逐渐加强，为健康素养提升行动提供新的工作平台，通过远程健康咨询与指导，可以补充医院、基层医疗卫生机构和学校等传统的健康素养教育平台。

## 第二节　健康教育与健康行为

健康教育是通过有计划、有组织、有系统的社会教育活动，使公众自觉采纳有益于健康的行为和生活方式，消除或减轻健康危险因素的影响，预防疾病，提高生活质量的行为。健康教育对于提升全民健康素养和健康水平、促进经济社会可持续发展具有重要意义。健康教育的核心是教育人们树立健康意识、促使人们改变不健康的行为生活方式，养成良好的行为生活方式。

### 一、健康教育工作面临的挑战

2015 年全国居民健康素养水平达到 10.25%，说明我国居民健康素养整体上仍处于较低水平。全国卫生与健康大会确立了新时期卫生与健康工作方针，强调要倡导健康文明的生活方式，建立健全健康教育体系，提升全民健康素养。《规划纲要》提出到 2020 年全国居民健康素养水平要达到 20%，2030 年要达到 30%。需要采取各种方式，加强健康教育效果，不断提升全民健康素养。

我国多部门协作应对健康危险因素的局面尚未完全形成，动员全社会参与的深度和广度不够。健康教育不仅需要卫生行政部门的努力，更需要教育、宣传、财政、体育、农业、扶贫办等相关部门发挥主导作用，不同行政部门各司其职，各负其责，发挥合力推进健康教育工作。

全国健康促进与教育体系服务能力与群众的健康需求相比仍有差距。我国健康促进与教育工作体系已经初步建立，广大医疗卫生工作者是健康教育的主力军，由于临床医疗服务工作繁重，医疗卫生工作者发挥传播健康知识的作用不足，学校和企事业单位的健康教育主体作用尚未得到有效发挥，我国居民整体健康素养水平较低，绝大多数人的自我保健意识和能力还很薄弱，不良生活方式、不健康行为普遍存在，健康教育需求水平高，健康教育任务繁重。

## 二、健康与健康行为

### （一）健康与健康行为

随着人们对健康问题认识的深化，健康的概念逐渐在演变。现代健康的含义不仅是传统意义上身体没有病。1946 年 WHO 成立时确定的健康定义是"身体、精神和社会之完好的状态，而不仅仅是没有疾病和衰弱"；1978 年在阿拉木图召开的国际初级卫生保健大会上提出了"2000 年人人享有初级卫生保健"的战略目标，会议重申健康不仅是疾病与体弱的匿迹，而且是身心健康社会幸福的总体状态；1984 年 WHO 提出了一个健康的新概念："健康是个人或群体能够实现其愿望和满足需要，改变或适应环境的程度，健康是每天生活的资源，而不是生活的目标；健康是一个积极的概念，强调机体的能力，也强调社会和个人资源。"正如健康的概念所言，健康是资源，是生活的能力。

健康行为是指人们为了增强体质和维持身心健康而进行的各种活动。如充足的睡眠、平衡的营养、运动等。健康行为是保证身心健康、预防疾病的关键所在。健康行为可以增强体质，促进身心健康，帮助人们养成健康习惯，预防与行为因素和心理因素有关的常见病和多发病的发生。

**（二）促进健康行为与危害健康行为**

按照行为对行为者自身和他人健康状况的影响，可将行为区为促进健康行为和危害健康行为两大类。

1. 促进健康行为

促进健康行为是指个体或群体表现出的客观上有益于自身和他人健康的一组行为。其主要表现特征为以下六个方面：①有利性，即行为表现对自身、他人和全社会有益；②规律性，即行为表现有规律，如起居有常，饮食有节；③可接受性，即行为表现可被自己、他人和全社会所理解和接受；④适宜性，即个体行为表现出理性，无明显冲动表现；⑤一致性，即表现在外在行为与内在思维动机协调一致，没有冲突或表里不一的表现；⑥和谐性，即个体行为具有的固有特征，与他人或环境发生冲突时，主动调整自己的行为以适应整体环境。

促进健康行为分类在日常生活中主要体现在以下几个方面。

一是基本健康行为，指日常生活中一系列有益于健康的基本行为，如合理营养、平衡膳食、适当的身体活动、适量睡眠等。

二是戒除不良嗜好，包括戒烟、戒毒、戒除酗酒、戒除滥用药物、戒除网络成瘾等。

三是健康预警行为，指对可能发生的危害健康的事件预先采取预防措施从而预防事故发生，以及能在事故发生后正确处置的行为，如驾车使用安全带，车祸、火灾等意外事故发生后的自救和他救行为。

四是避免有害环境行为，采取措施调适、主动回避环境污染，积极应对那些引起过度心理应激的紧张事件。环境在此处既包括自然环境也包括生活环境。

五是合理利用卫生服务，指在感到不适或察觉到患有疾病时，主动寻求科学可靠的医疗卫生服务，在确诊患有疾病后，积极遵从医嘱检查、用药，配合治疗，维护自身健康的行为，包括定期体检、预防接种、患病后及时就诊、遵从医嘱、配合治疗、积极康复等。

2. 危害健康行为

危害健康行为是个体或群体在偏离个人、他人、社会期望的方向上表现出来的，客观上不利于健康的一组行为。其主要表现特征为以下三个方面：①行为对个体、他人、社会的健康有直接或间接的、明显或潜在的危害作用；②行为对健康的危害非偶然发生，有一定的强度和持续时间；③行为非先天因素造成，是个体在成长经历中养成的，属于自我创造的危险因素。

危害健康行为在日常生活中主要体现在以下几个方面。

一是不良生活习惯。不良生活习惯是一组日常生活中常见的、对健康有害的行为习惯，包括能导致各种成年期慢性退行性病变的生活方式，如吸烟、酗酒、缺乏运动锻炼、高盐高脂饮食、不良进食习惯等。

二是致病性行为。致病性行为是导致特异性疾病发生的行为，国内外研究较多的是 A 型行为和 C 型行为。A 型行为又称"冠心病易发性行为"，具有该行为的人群容易不耐烦和产生敌意；C 型行为又称"肿瘤易发性行为"，具有该行为的人群经常压抑、克制自己的情绪。

三是不良疾病行为。不良疾病行为指个体从感知到自身有病到疾病康复全过程所表现出来的一系列不良行为。具有该行为模式人群常见的表现有：疑病、恐惧、讳疾忌医、不及时就诊、不遵从医嘱、迷信、乃至自暴自弃等。

四是违反社会法律、道德的危害健康行为。我国有关法律、条例、具有法律效力的文件等对部分行为进行了规范，如禁止吸毒贩毒、性乱，公共场所禁止吸烟等。

### （三）十大流行健康生活方式

世界健康生活方式促进会联合总会亚健康分会总结各国专家的最新研究成果，公布了 2015 年度的十大健康生活方式。

（1）勤洗手。洗手如同人体"自动产生"的疫苗，可以有效去除手部病菌，减少传播感染，降低腹泻和呼吸道疾病的风险，因而鼓励民众勤洗手。研究人员发现，只要工作人员勤洗手就能有效预防传染性疾病的传播，降低员工病假率。

（2）乐助人。研究发现，真心实意地帮助他人可以增寿 4 年。给他人无私的帮助可以激发自身体内的护理行为系统，进而降低压力激素，促进亲密激素等有益身体恢复的激素分泌。但是需要注意的是，如果是为了个人利益而帮助他人，则没有增寿效应。

（3）多社交。社交活动多的人记忆力更好，平时与家人朋友联系密切的人，年老后出现记忆力减退的概率更低。研究发现，社会孤立的女性比社交活跃的女性死亡风险高出约 75%。而社会孤立的男性比社交活跃的男性死亡风险高出约 62%。

（4）听音乐。听音乐可起到降低人体内皮质醇水平的作用，从而降低血压。皮质醇是基本的应激激素，在压力状态下，人体需要皮质醇来维持正常的生理机能，但持续承受过大压力可使皮质醇水平长期过高，导致血压升高。

（5）早入睡。研究发现，睡得越晚，吃得越多，且晚上 8 点之后更容易多吃高盐、高脂和高糖食物。早睡早起可增强免疫力，抗击感冒等病毒侵入。不仅如此，充足睡眠还可以大大降低心脏病、肾病、高血压和糖尿病、中风等慢性病的风险。即使生病，康复也比普通人更快。

（6）健步走。研究发现，中老年女性每天快走 45 分钟至 1 小时，其中风概率可减少 40%。平时走路多的人，前脑、后脑以及海马区的灰白质体积均更大，罹患认知障碍症的比率更低。

（7）喝茶水。乌龙茶、绿茶、红茶中的多种成分有预防口腔癌、肺癌等多发性恶性肿瘤的作用。茶叶中的茶多酚、茶色素和儿茶素等成分具有抗氧化能力，能抑制体内癌症基因表达，有阻断癌细胞增殖的作用。

（8）静坐思。静坐冥想可以使肌肉放松，焦虑减轻，紧张激素的活跃程度下降。沉思冥想能够使患心血管病的患者心脏病发病概率减小一半。

（9）少吃肉。研究发现，素食者的高血压患病率要低于肉食者。这是因为前者的平均体重较轻，且他们会摄入大量的果蔬。少吃肉会降低人们患上代谢综合征的风险，代谢综合征是与 II 型糖尿病、中风和心脏病相关的一组风险因素。

（10）晒太阳。研究发现，经常晒太阳的男性比不经常晒太阳的男性患前列腺癌的概率低一半，甚至低 65%。这是因为太阳光有助于降低前列腺癌的发病概率，通过晒太阳，身体能够产生一种维生素 D 活性成分。维生素 D 能够促进前列腺细胞的正常生长，抑制前列腺癌细胞的入侵扩散。

### 三、健康教育促进健康行为

据 WHO 界定，人类的健康和长寿 40% 靠遗传和客观条件，60% 依靠人们自身形成的生活方式以及行为习惯。我国公众由于健康知识技能的缺乏，大部分人长期处于亚健康状态，在生活中有很多的不良习惯以及行为导致一些疾病的流行，如"富贵病"、肥胖症等。由于没有做好预防工作，致使一些不必要发生的疾病发生，且得不到及时的治疗。

近年来，在人们逐渐意识到健康行为的重要性之后，为改变行为方式，进而提出了健康教育的方法。通过教育手段，帮助人们通过自身认知、态度、价值观和技能的改变而自觉采取有益于健康的行为和生活方式，最终预防疾病，促进健康。健康教育意义重大，是实现我国全民健康和全面小康的前提和基础。但由于健康教育机制不健全、政府投入不足以及监管缺失等，我国健康教育事业仍面临巨大的挑战。健全健康教育体系，需加强部门合作，发挥社会各界参与健康教育的主体作用和责任意识，从基础教育开始，全员参与，提高公众利用健康知识实施健康生活的技能，提高对疾病的认知水平及自我保护能力，减少疾病与并发症的发生，节约医疗卫生资源，延长寿命。

青少年健康教育问题不容忽视。来自世界卫生组织的一组数字说明了青少年健康问题的严重性：2015 年估计有 130 万名青少年死亡，其中多数死亡是可预防或可治疗的；2012 年，交通意外是死亡的主要原因，每天约有 330 名青少年死亡；青少年的其他主要死因包括艾滋病毒、自杀、下呼吸道感染和暴力；全球每 1 000 名 15 岁至 19 岁少女中有 49 例已生育；成年期的所有精神障碍有半数在 14 岁时开始，但多数病例未被发现，也未得到治疗。

世界上每 6 人中约有 1 人是青少年，也就是说 10 岁至 19 岁的人口约为 12 亿人。青少年中的多数人很健康，但也还会出现大量的死亡、病痛和疾病。疾病可影响他们充分生长和发育。喝酒或吸烟、缺少身体活动、无保护的性行为或接触暴力，不仅会危害他们目前的健康状况，往往还会对他们今后的健康甚至是他们将来孩子的健康产生不利的影响。全球范围内，青少年的主要健康问题包括：早孕和生育、艾滋病病毒、其他传染性疾病（腹泻病、下呼吸道感染和脑膜炎等）、精神卫生、暴力、喝酒和吸毒、伤害、营养不良和肥胖症、缺乏运动和营养、吸烟。《规划纲要》提出，将健康教育纳入国民教育体系，把健康教育作为所有教育阶段素质教育的重要内容。以中小学为重点，建立学校健康教育推进机制。构建相关学科教学与教育活动相结合、课堂教育与课外实践相结合、经常性宣传教育与集中式宣传教育相结合的健康教育模式。

# 第三节　社会动员与健康促进

## 一、社会动员

实现全民健康，需要确保健康的工作、学习和娱乐环境，促使公众加强掌控并改善自身的健康。开展健康促进，需要社会公众的共同努力，遵循"政府主导、部门合作、社会支持、群众参与"的原则，开展社会动员，使公众对社会发展应当采取的形式提出明显不同的想法和概念，增强健康促进的公平与正义，充分动员全社会的力量参与健康教育与健康促进工作，进而提高全民健康水平。

社会动员是健康促进必不可少的支柱。通过社区参与和基层领导的行动处理健康不公平现象，可以确保优先关注的卫生和社会问题是社区反映的问题，而不是自上而下决定的。加强政府和社会在社会正义和健康促进方面工作的一致性，例如要求采取有利于穷人和性别方面变革性的经济措施，废除歧视性的法律、政策和做法。

## 二、健康促进

健康促进是 1986 年 11 月 21 日世界卫生组织在加拿大的渥太华召开的第一届国际健康促进大会上首先提出的，是指运用行政的或组织的手段，广泛协调相关部门以及社区、家庭和个人，使其履行各自对健康的责任，共同维护和促进健康的一种社会行为和社会战略。

### （一）健康促进三要素

健康促进是促进人们维护和提高他们自身健康的过程，是协调人类与他们所处环境之间的策略，规定了个人与社会对健康各自所负的责任。

1. 良好治理

健康促进要求政府所有部门的决策者把健康当作政府政策的中心线条。这意味着必须将对健康的影响纳入到所做出的所有决定之中，并将疾病预防相关政策摆在优先位置。疾病预防相关措施需要得到政策及法律法规的支持，比如，将酒类和烟草以及盐、糖和脂肪含量较高的食物制品等不健康或者有害产品的税收与贸易政策进行调整；通过创建方便步行的城市，减少空气和水污染；规定系安全带和佩戴头盔等政策减少交通事故的死亡率，以及其他有益于健康城市化的法规。

## 2. 健康素养

人们需要获得用来做出健康选择的知识、技能和信息，比如关于健康、安全食品的选择，关于健康生态环境的选择，关于可获得的医疗保健服务的信息，公众需要具有相关的知识，并且能够有选择的权利。要采取政策行动以增强公众信心，提供使公众健康得到更大改善的信息和环境。

## 3. 健康城市

城市可在促进良好健康方面发挥重要作用。城市提供了许多就业机会以及获取良好健康和发展所需的更好的医疗卫生服务，但鉴于城市的社会、建筑和食品环境，非传染性疾病、暴力和精神疾病发生率也较高，应加强健康城市规划，在社区加大疾病预防措施的力度。我国生活在城市地区的人多于生活在农村环境中的人，可以以健康城市建设为基础，逐步实现健康中国建设目标。

## 链接：无烟纽约——努力成为空气清洁的健康城市

2003 年 3 月 30 日，时任纽约市市长的 Michael Bloomberg 颁布了无烟空气法令，这时候开始出现争议，说该法律会伤害餐饮企业创收，导致失业并减少税收。市长发挥了领导作用，与纽约市无烟城市联盟一起，取得了效益并击溃了反对派。这次运动侧重于发出明确的信息，说明在工作场所保护的是所有人的健康；并说明已有证据证明获得了公众支持。一年之后，纽约市健康和精神卫生部门、金融和小型企业服务处以及纽约经济发展集团发表了第一份影响报告，数据显示出很高的遵规率，97%的餐馆和酒吧达到无烟——没有发现吸烟的顾客或服务员，没有烟灰缸，而且适当张贴了"禁止吸烟"的标志。各种民意测验证明纽约人给予了大力支持（如 2003 年 10 月的 Quinnipiac 民意测验显示支持率为 2/3）。餐馆和酒吧的就业率上升了，营业收入增加了 8.7%，一切都表明纽约市的企业生意兴隆。对于所有工人、企业、旅游者和居民——即对所有人，纽约市成为一个更加安全和健康的地方。

## （二）跨部门行动

我国面临着环境污染、生态破坏、抗生素耐药、慢性病防控不佳和卫生体系不完善等一系列的健康挑战，政府部门之间，以及企业、个人等社会各界，都应该共同承担维护健康的责任。健康取决于卫生部门直接控制之外的众多因素，例如教育、收入以及个体生活环境，相关部门做出的决定可以影响个体健康并改变疾病分布规律，卫生部门要支持其他部门并与之合作，以优化相关部门工作效率的方式，在各自职权范围内制定和实施政策、规划和项目，最终达到促进健康的目标。

1. 政府主导健康促进工作

健康促进是实现全民健康，建设全面小康社会的重要途径，而政府则起主导作用，其他部门协同参与。政府应当确立并坚持健康促进的方向，制定健康的公共政策；通过立法，制定地方法规、部门规章等措施，保证健康促进工作的长足发展。

首届国际健康促进大会通过的《渥太华健康促进宪章》中提出了"健康促进"的三大策略："倡导、赋权和协调。""倡导"策略含义之一是倡导政府部门的政策支持。公众对政府有极高的关注度和信任度，政府在动员全社会力量方面有着绝对优势，这有利于解决目前存在的健康问题，促进公众的健康。

2. 医疗卫生服务机构在健康促进中的作用

医疗卫生服务机构是健康促进的重要场所，其作用不仅是提供临床与治疗服务，还必须坚持健康促进的方向，为健康促进工作提供技术支持。医疗卫生服务机构应当更专注于提供更有效率的优质医疗服务，致力于打造一个更加安全、更舒适、更便捷的医疗环境，从而为健康促进工作提供更好的技术支持。

医疗卫生服务机构提供健康教育、开展健康促进工作效率更高。个体患病以后，迫切需要得到健康指导，此时开展健康知识和健康技能的宣传，患者的依从度最高，接受度也最高。

3. 研究和教育机构在健康促进中的作用

教育机构主要是利用学校教育和职业教育，让学生和在职人员学习到相应的健康知识，掌握一定的健康技能，养成健康的生活方式以及行为习惯。研究机构开展健康危险因素对人群健康状况影响的研究，有针对性地提出预防保健策略，得出健康生活方式的研究结论，提高健康促进工作的科学性和实效性。

4. 媒体在健康促进中的作用

在我国，新闻媒体在传播健康知识、宣传健康生活方式等方面有着极大的优势，占据着极其重要的地位，新闻媒体的积极传播对于健康促进是不可或缺的。新闻媒体要守住"坚持科学"的底线，形成良好规范，避免把错误观念传播出去，传播方式趋向现代化和艺术化。在我国全民健康素养水平仍较低的现状下，新闻媒体普及健康知识，将健康促进的理念扩散出去要更接地气，让全体公众，即使是住在边远山区的偏僻小村的居民，也能够充分了解健康中国建设这一战略部署，从而自觉关注自身健康，利用身边的医疗卫生资源，自觉保护自身健康。通过媒体的传播，动员全社会力量共同参与，为实现健康中国目标而努力。

规划引领、分工合作、领导督办是全球公认的跨部门合作的经验。2016 年 12 月国务院印发的《"十三五"卫生与健康规划》，明确了"十三五"时期卫生与健康工作的发展目标与主要任务，强调了国家卫生计生委、财政部、农业部、民政部、公安部、水利部、环保部、住建部、中国残联、食药监管总局、质检总局等多个部门的分工协作工作，提出加强组织实施等规划实施的保障措施。

## 知识链接：越南道路安全问题的解决得益于跨部门行动

全世界的道路上每年有超过 124 万人死亡并有 5 000 万人受伤，联合国大会宣布 2011—2020 年为道路安全行动十年。道路安全也是一个公平性问题。90% 的道路交通死亡发生在低收入和中等收入国家，尽管这些国家仅占全球汽车数量的 54%。儿童和青少年是受道路交通相关事故影响最大的人群。所有道路交通死亡有半数涉及弱势道路使用者，例如行人，骑自行车和摩托车的人。

2010 年以来，越南的国家交通安全委员会得到 WHO 及其他伙伴的支持，实施干预措施，减少道路交通伤害（越南首要造成死亡和残疾的因素）。在布隆伯格全球道路安全行动领导下实施的干预措施，包括了从佩戴摩托车头盔到预防酒后驾车等，涉及了不同的部委（包括交通、公共安全、卫生等管理部门）。2010 年到 2013 年，这种多部门合作模式促使越南的河南省和宁平省的道路交通死亡率分别下降 5% 和 26%。

# 第三章  优化卫生服务体系
## 提供连续性健康服务

### 本章导读

长期以来，医院在我国卫生服务体系中占主导地位，随着人口老龄化和疾病谱的变化，我国医疗卫生服务体系的"碎片化"问题凸显，基层医疗卫生机构和中间性医疗卫生机构供给不足。优化医疗卫生服务体系供给，为居民提供连续性健康服务是今后一段时期我国医疗卫生服务体系建设的重点。本章分析了医疗卫生服务"碎片化"的表现，提出连续性医疗服务建设的思路和重点任务。

我国已经建立了由医院、基层医疗卫生机构、专业公共卫生机构等组成的覆盖城乡的卫生服务体系。但是与经济社会发展和人民群众日益增长的服务需求相比，医疗卫生资源总量不足、质量不高、结构与布局不合理、服务体系碎片化问题还很突出，卫生服务体系难以有效应对日益严重的慢性病高发等健康问题。

## 第一节  卫生服务体系

卫生服务体系按职能划分，包括医疗服务体系和公共卫生服务体系。

### 一、医疗服务体系

医疗服务体系是由提供医疗服务的医疗机构组成的组织体系，是卫生服务体系的主体，承担大部分医疗服务的供给。

## （一）医疗服务体系的框架

医疗服务体系中各级各类医疗机构的设置应当层次清楚、结构合理、功能到位，以利于发挥整体功能。农村地区建立以县级医院为龙头，乡镇卫生院和村卫生室为基础的农村医疗服务网络；城市地区建立以社区卫生服务机构为基础的新型城市医疗卫生服务体系，城市医院与社区卫生服务机构建立分工协作机制。在全国范围内，逐步构建以国家医学中心和区域医疗中心为引领，以省级医疗中心为支撑，市、县级医院为骨干，基层医疗卫生机构为基础，公立医院为主体、社会办医为补充，与国民经济和社会发展水平相适应，与健康需求相匹配，体系完整、分工明确、功能互补、密切协作的整合型医疗卫生服务体系。

我国医疗服务体系以公立医疗机构为主体，以社会办医疗机构为补充。公立医院在基本医疗服务提供、急危重症和疑难病症诊疗等方面起到骨干作用，承担医疗卫生机构人才培养、医学科研、医疗教学等任务，承担法定和政府指定的公共卫生服务、突发事件紧急医疗救援、援外、国防卫生动员、支农、支边和支援社区等任务。

## （二）城市医疗服务体系

按照医院的规模和功能定位，可分为三级医院、二级医院和一级医院（或社区卫生服务中心）。城市三级医院主要提供急危重症和疑难复杂疾病的诊疗服务。城市三级中医医院充分利用中医药或民族医药技术方法和现代科学技术，提供急危重症和疑难复杂疾病的中医诊疗服务和中医优势病种的中医门诊诊疗服务。城市二级医院主要接收三级医院转诊的急性病恢复期患者、术后恢复期患者及危重症稳定期患者。城市基本取消一级医院，由社区卫生服务中心作为基层医疗卫生机构提供医疗卫生服务。

我国 2015 年发布的《全国医疗卫生服务体系规划纲要（2015—2020年）》将公立医院按照功能定位划分成市办医院、省办医院和部门办医院。

市办医院主要向地市级区域内居民提供代表本区域高水平的综合性

或专科医疗服务，接受下级医院转诊，并承担人才培养和一定的科研任务以及相应公共卫生和突发事件紧急医疗救援任务。在地市级区域依据常住人口数，每100万~200万人口设置1~2所市办综合性医院（含中医类医院），服务半径一般为50千米左右。地广人稀的地区，人口规模可以适当放宽。其中，每个地市级区域原则上至少设置1所市办中医类医院，若不具备设置中医类医院条件，可在市办综合医院设置中医科或民族医科室。在地市级区域，应根据需要规划设置儿童、精神、妇产、肿瘤、传染病、康复等市办专科医院（含中医类专科医院）。

省办医院主要向省级区域内若干个地市提供急危重症、疑难病症诊疗和专科医疗服务，接受下级医院转诊，并承担人才培养、医学科研及相应公共卫生和突发事件紧急医疗救援任务。在省级区域划分片区，依据常住人口数，每1 000万人口规划设置1~2所省办综合性医院，同时可以根据需要规划设置儿童、妇产、肿瘤、精神、传染病、职业病以及口腔、康复等省办专科医院（含中医类专科医院），在省级区域内形成功能比较齐全的医疗服务体系。

部门办医院主要向跨省份区域提供疑难危重症诊疗和专科医疗服务，接受下级医院转诊，并承担人才培养、医学科研及相应公共卫生和突发事件紧急医疗救援等任务和技术支撑，带动医疗服务的区域发展和整体水平提升。按照统筹规划、提升能级、辐射带动的原则，在全国规划布局设置若干部门办医院。

社会办医院是医疗卫生服务体系不可或缺的重要组成部分，鼓励和引导社会资本发展医疗卫生事业，形成投资主体多元化、投资方式多样化的办医体制，是深化医药卫生体制改革确定的基本原则和重要内容，有利于增加医疗卫生服务资源，扩大服务供给，满足人民群众多层次、多元化的医疗服务需求；社会办医院可以提供基本医疗服务，与公立医院形成有序竞争，提高医疗服务效率和质量；可以提供高端服务，满足非基本需求；可以提供康复、老年护理等紧缺服务，对公立医院形成补充，形成公立医疗机构和非公立医疗机构相互促进、共同发展的格局，完善医疗服务体系。自 20 世纪 70 年代开始，社会力量开始参与医疗服务提供但真正形成规模是在 20 世纪 90 年代卫生行政部门放宽对医疗卫生行业的投资限制之后，2009 年新医改之初，政策导向就支持社会资本参与医疗事业。2015 年年末，我国社会办医院占医院总数的比例超过 51%，门诊量已占到全国门诊总量的 22%。目前，我国社会办医疗机构以城市的专科医院为主，同时还有少量以诊所、门诊部和社区卫生服务站形式存在的基层医疗卫生机构。

社区卫生服务中心是城市医疗服务体系的重要组成部分，社区卫生服务中心以维护社区居民健康为中心，提供一般常见病、多发病的初级诊疗服务，慢性病管理与康复服务，疾病预防控制等公共卫生服务。理论上，社区卫生服务中心提供的基本医疗服务具体包括：①一般常见病、多发病的诊疗、护理和诊断明确的慢性病治疗；②社区现场应急救护；③家庭出诊、家庭护理、家庭病床等家庭医疗服务；④转诊服务；⑤康复医疗服务；⑥卫生行政部门批准的其他适宜的医疗服务。现实中，受限于医疗资源配置等因素的影响，一些服务如家庭医疗服务很少开展。国家卫生计生委 2015 年年末发布的《关于进一步规范社区卫生服务管理和提升服务质量的指导意见》中指出，社区卫生服务中心应当重点加强全科医学及中医科室建设，提高常见病、多发病和慢性病的诊治能力。可根据群众需求，发展康复、口腔、妇科（妇女保健）、儿科（儿童保健）、精神（心理）等专业科室。社区卫生服务中心住院医疗服务以护理、康复为主，有条件的可设置临终关怀、老年养护病床。

社区卫生服务站在社区卫生服务中心的统一管理和指导下，承担居委会范围内人群的基本公共卫生服务和普通常见病、多发病的初级诊治、康复等工作。社区卫生服务中心按照街道办事处行政区划或一定服务人口进行设置。规划到 2020 年，在每个街道办事处范围内或每 3 万~10 万人设置 1 所社区卫生服务中心。城市地区一级和部分二级公立医院可以根据需要，通过结构和功能改造转为社区卫生服务中心。

### （三）农村医疗服务体系

县级医疗卫生机构以县办公立医院为主。县办公立医院主要承担县级区域内居民的常见病、多发病诊疗，急危重症抢救与疑难病转诊，培训和指导基层医疗卫生机构人员，相应公共卫生服务职能以及突发事件紧急医疗救援等工作。县办公立医院是政府向县级区域内居民提供基本医疗卫生服务的重要载体。在县级区域依据常住人口数，原则上设置1所县办综合医院和1所县办中医类医院（含中医、中西医结合、民族医等）。中医类资源缺乏，难以设置中医类医院的县可在县办综合医院设置中医科或民族医科室。民族地区、民族自治地方的县级区域优先设立民族医医院。50万人口以上的县可适当增加公立医院数量。在此基础上，鼓励采取迁建、整合、转型等多种途径将其他公立医院改造为基层医疗卫生机构、专科医院、老年护理和康复等机构，也可探索公立医院改制重组。

乡镇卫生院负责提供常见病、多发病的诊疗、护理、康复等综合服务和公共卫生服务，乡镇卫生院受县级卫生计生行政部门委托，承担辖区内的公共卫生管理工作，负责对村卫生室和入村的社区卫生服务站的综合管理、技术指导和乡村医生的培训等。乡镇卫生院按照乡镇行政区划或一定服务人口进行设置。到2020年，实现政府在每个乡镇办好1所标准化建设的乡镇卫生院的目标。乡镇卫生院分为中心乡镇卫生院和一般乡镇卫生院，中心乡镇卫生院除具备一般乡镇卫生院的服务功能外，还应开展普通常见手术等，着重强化医疗服务能力并承担对周边区域内一般乡镇卫生院的技术指导工作。全面提升乡镇卫生院服务能力和水平，综合考虑城镇化、地理位置、人口聚集程度等因素，可以选择1/3左右的乡镇卫生院提升服务能力和水平，建设中心乡镇卫生院。有条件的中心乡镇卫生院可以建设成为县办医院分院。

村卫生室和入村的社区卫生服务站在乡镇卫生院统一管理和指导下，承担行政村范围内人群的基本公共卫生服务和普通常见病、多发病的初级诊治、康复等工作。原则上每个行政村应当设置 1 所村卫生室。

### （四）国外医疗服务体系

英国的国家医疗服务体系（National Health System,NHS）建立于 1948 年，NHS 主要通过三个层级的医疗体系向民众提供服务：①第一层级是以社区为主的初级卫生保健服务网络，主要由开业医生（全科医生）和开业护士提供最基本的医疗保健服务；②第二层级为地区综合医院，地区综合医院通常是一个地区的医疗中心，主要提供综合和专科医疗服务；③第三层级为跨区综合医院，跨区专科医院负责紧急救治和疑难病症诊治并承担科研任务。英国实行严格的转诊制度，居民需要在初级医疗机构登记，接受一名指定的全科医生。除急诊外，全科医生只有在确实无法诊断和治疗的情况下才开具转诊单，将患者转向地区综合医院或跨区综合医院。英国重视对全科医生的培养，居民所患大部分疾病可在全科医生处得到医治。英国建有完善的医疗服务网络系统，诊所之间、医院之间、诊所与医院间网络实现互通。

德国的医疗服务体系大致分为四个部分：①开业医生，主要负责一般门诊检查、咨询等；②医院，负责各种形式的住院治疗；③康复机构，负责经医院治疗后的康复；④护理机构，负责老年以及残疾者的护理。德国的医院和门诊服务是分开的，医院不提供门诊服务，患者首先到开业医生的诊所就医，只有开业医生认为确有必要住院，才开具转诊手续。德国的医院服务体系分为四级，按其级别从下至上分别为：社区服务级医院，跨社区服务级医院，中心服务级医院和大学附属医院。德国各州内每一城市均按上述四类医院服务等级和服务人口建立起医院服务体系。按照区域卫生规划，每一区域性医院服务体系中，由 1 所最高服务级医院、2 所中心服务级医院、6~9 所跨社区服务级医院和 5~10 所社区服务级医院共同组成。

法国的门诊服务由私人开业医生提供。提供住院服务的医院分为公立和私立两类，私立医院数量上多于公立医院，但公立医院在医疗服务中起到主导作用。公立医院的类型主要有：①大学附属医院，一般配有现代化医疗设备和先进治疗手段，主要治疗各种疑难重症；②中心医院，多设在主要城市，是各地医疗保健服务的骨干力量，能承担大部分重症及疑难病症的治疗；③地方医院，为地方一级医疗机构，多设在市、镇所在地，拥有一般性的医疗救护设备，规模大小不等，能承担一般疾病的防治工作；④专科医院，主要有精神病院、儿科医院、妇产科医院、口腔医院及结核病医院等；⑤急诊医院，主要承担急救治疗、急诊救护等服务。在法国，只有具有专科医师资格的专科医学国家医学博士，才可以去公立医院作主治医生。

美国的医疗卫生服务体系可分为两级：①第一级由私人开业医师组成，担负病人的初级治疗；②第二级由各种形式的医院组成，承担病人的基本治疗和高级治疗。美国大部分医师是私人开业，其中有 1/3 是初级保健医生，2/3 为专科医生。居民患病首先找到自己的家庭医生，如果需要病人做进一步的诊断治疗或者是住院治疗，医生可将病人推荐给医院，继续为病人服务，并分别收取费用。

加拿大的医疗服务体系可以分为初级医疗保健服务和二级医疗服务两个级别：①初级医疗保健服务即指社区医疗服务，患者就诊需要先到社区诊所看家庭医生，所有社区医生要具备全科医生资质，这些专业医务人员大多数是独立开业行医，有些家庭医生则在社区的医疗中心或医院附属的门诊等不同地点分时间工作。②二级医疗服务是指专科医院或综合医院的服务，一般只有在初级医疗保健服务对患者病情无法诊治的情况下，家庭医生才会将患者推荐到专科医生那里接受进一步治疗，只有患者病情紧急才可以前往任何一家医院的急诊室救治。加拿大医疗机构主要有三种基本类型，即大学医院和省级综合医院、地区医院及社区医院。大学医院和省级综合医院技术装备先进、医院科类齐全，能治疗各种严重疾病和疑难杂症，并能承担医学教学和临床实习工作。地区医院为地方一级医疗机构，有较齐全的临床科室和仪器装备，能承担各地区医疗保健服务和疾病治疗工作。社区医院则是承担基层医疗服务的主要医疗机构，一般设有

100~150 张病床，其主要功能是向居民提供各种门诊治疗、预防保健及各种护理工作。

## 二、公共卫生服务体系

公共卫生是一门研究如何通过社会有组织的努力来预防疾病，促进健康和延长寿命的科学。公共卫生服务体系的主体为专业公共卫生机构，广义的公共卫生机构是指一切能够促进健康，预防疾病，保护健康的机构。包括各级卫生行政机构、医疗机构、疾病控制机构、计划生育机构、卫生监督机构、药品食品安全机构、烟草控制机构、环境保护机构、妇幼保健机构、慢性病防治机构、社区卫生服务机构及公共卫生研究机构。专业公共卫生机构是向辖区内提供专业公共卫生服务（主要包括疾病预防控制、健康教育、妇幼保健、精神卫生、急救、采供血、综合监督执法、食品安全风险监测评估与标准管理、计划生育、出生缺陷防治等），并承担相应管理工作的机构。

### （一）公共卫生机构及其设置

专业公共卫生机构主要包括疾病预防控制机构、综合监督执法机构、妇幼保健计划生育服务机构、精神卫生保健机构、急救中心（站）、血站等，原则上由政府举办。根据属地层级的不同，政府办专业公共卫生机构划分为县办、市办、省办及部门办四类。

县办专业公共卫生机构的主要职责是，完成上级下达的指令性任务，承担辖区内专业公共卫生任务以及相应的业务管理、信息报送等工作，并对辖区内医疗卫生机构相关公共卫生工作进行技术指导、人员培训、监督考核等。

市办专业公共卫生机构的主要职责是，完成上级下达的指令性任务，承担辖区内的专业公共卫生任务以及相应的信息管理等工作，并对下级专业公共卫生机构开展业务指导、人员培训、监督考核等。

省办专业公共卫生机构的主要职责是，完成上级下达的指令性任务，承担辖区内的专业公共卫生任务，开展区域业务规划、科研培训、信息管理、技术支撑以及对下级专业公共卫生机构的业务指导、人员培训、监督考核等。

部门办专业公共卫生机构的主要职责是，实施全国各专业公共卫生工作规划或计划，建立和管理相关公共卫生信息网络，参与重特大突发事件卫生应急处置；加强对下级专业公共卫生机构的业务管理、技术指导、人员培训和监督考核；开展公共卫生发展规律、策略和应用性科学研究，拟定国家公共卫生相关标准和规范。

专业公共卫生机构要按照辖区常住人口数、服务范围、工作量等因素合理设置。加强区域公共卫生服务资源整合，鼓励组建综合性公共卫生服务中心，10万人口以下的县原则上只设1所公共卫生服务机构。专业公共卫生机构实行按行政区划，分级设置，县级及以上每个行政区划内同类专业公共卫生机构原则上只设一家。县级以下由社区卫生服务中心（站）、乡镇卫生院（妇幼保健计划生育服务站）和村卫生室、计划生育服务室承担相关工作。

公共卫生机构与医疗服务机构的服务对象与服务功能区分明确。公共卫生机构主要针对群体服务，而医疗服务机构主要针对已患病的个体；公共卫生机构重在预防，医疗服务机构重在治疗。公共卫生机构是通过社会预防疾病，促进健康和延长寿命。医疗服务机构是治疗疾病，维护健康，挽救生命。

## （二）基层医疗卫生服务机构

从事公共卫生工作的基层医疗卫生机构包括社区卫生服务中心（站）、乡镇卫生院、村卫生室等。我国政府针对当前城乡居民存在的主要健康问题，以儿童、孕产妇、老年人、慢性疾病患者为重点人群，面向全体居民免费提供的最基本的公共卫生服务。国家根据经济社会发展状况，考虑政府财政的最大支持能力，先确定对国家基本公共卫生服务项目的经费补偿标准。在此基础上，找出对居民健康影响大、具有普遍性和严重性的主要公共卫生问题，根据居民的健康需求、实施健康干预措施的可行性及其效果等多种因素，选择和确定优先的国家基本公共卫生服务项目，努力做到把有限的资源应用于与居民健康关系最密切的问题上，使基本公共卫生项目工作取得最佳效果。基本公共卫生服务项目所需资金主要由政府承担，城乡居民可直接受益。2009 年国家确定人均 15 元基本公共卫生服务经费补助标准，2016 年人均经费补助标准已增长至 45 元。2016 年基本公共卫生服务项目包括：建立居民健康档案、健康教育、预防接种、儿童健康管理、孕产妇健康管理、老年人健康管理、高血压病患者健康管理、II 型糖尿病患者健康管理、严重精神障碍患者健康管理、结核病患者健康管理、中医药健康管理、传染病和突发公共卫生事件报告和处理、卫生计生监督协管等。

基本公共卫生服务主要由乡镇卫生院、村卫生室、社区卫生服务中心（站）具体实施。村卫生室、社区卫生服务站分别接受乡镇卫生院和社区卫生服务中心的业务管理，合理承担基本公共卫生服务任务。其他基层医疗卫生机构也可以按照政府部门的部署来提供相应的服务。

基本公共卫生服务项目覆盖我国 13 亿人口，与人民群众的生活和健康息息相关。实施项目可促进居民健康意识的提高和不良生活方式的改变，逐步树立起自我健康管理的理念；可以减少主要健康危险因素，预防和控制传染病及慢性病的发生和流行；可以提高公共卫生服务和突发公共卫生服务应急处置能力，建立起维护居民健康的第一道屏障，对于提高居民健康素质有重要促进作用。国家基本公共卫生服务实行均等化提供，服务均等化是指每位中华人民共和国的公民，无论性别、年龄、种族、居住地、职业、收入，都有均等的机会、平等地获得基本公共卫生服务。均等化服务并不意味着每个人都必须得到完全相同、没有任何差异的基本公共卫生服务，而是面向重点人群提供，是均等化而非平均化。

国家提供基本公共卫生服务经费补助，并加强对基本公共卫生服务项目的分类管理。对针对居民个体开展的服务项目，采取由家庭医生或以其为核心的团队与服务对象进行签约的方式开展。将服务对象中的贫困人口作为重点签约对象。通过签约，为服务对象提供综合的、连续的健康管理服务。突出家庭医生核心作用，将基本公共卫生服务与日常医疗服务内容、重大公共卫生服务内容及其他居民个性化服务内容衔接整合，调动居民签约的积极性，提高服务效果。为提高公共卫生服务效率，需要发展一支训练有素、工作热情高涨的全科医生队伍。全科医生既能提供预防服务又能提供治疗服务，也最能够在治疗费用高昂、需要长时间住院的并发症发生之前，及早发现疾病。全科医生作为社区居民健康"守门人"，让大量病情相对较轻的患者不必涌入大医院。全科医生具有与社区居民接触的地缘优势，更易于识别致病的社会和医学因素，使得他们在提供一级预防服务和提高患者满意度方面具有很强的优势，从而最有可能提供真正以人为本的医疗卫生服务。加大对基层医疗服务的投入，比对大医院扩张投入具有更广泛的成本效益性。目前，与生活方式相关疾病造成的疾病经济负担逐渐加重，以心血管病为例，心血管病死亡占城乡居民总死亡原因的首位，农村为 44.6%，城市为 42.5%。2014 年我国心血管疾病住院费用中，急性心肌梗死为 133.75 亿元，颅内出血为 207.07 亿元，脑梗死为 470.35 亿元，自 2004 年以来，年均增长速度分别为 32.02%、18.90% 和 24.96%。预防是目前较好的手段，但至少有两个原因令公共卫生领域的预防工作困难重重。首先，慢性病的根本病因属非卫生领域。面对这些疾病，卫生部门虽首当其冲，但对其危险因素却几乎无法掌控。其次，烟酒、食品、饮料产业等强势经济产业不断推动着不健康生活方式的蔓延。

## （三）公共卫生服务体系与公共卫生政策

2009 年《中共中央 国务院关于深化医药卫生体制改革的意见》提出全面加强公共卫生服务体系建设，建立健全疾病预防控制、健康教育、妇幼保健、精神卫生、应急救治、采供血、卫生监督和计划生育等专业公共卫生服务网络，完善以基层医疗卫生服务网络为基础的医疗服务体系的公共卫生服务功能，建立分工明确、信息互通、资源共享、协调互动的公共卫生服务体系，提高公共卫生服务和突发公共卫生事件应急处置能力，促进城乡居民逐步享有均等化的基本公共卫生服务。

公共卫生政策的制定与执行不仅依赖于卫生相关部门，而且依靠所有政府部门的努力，因为人群的健康绝不只是卫生部门单独行动的结果，它是全国范围公共卫生行动的结果。健康在很大程度上取决于社会和经济因素，因而也取决于卫生部门之外的政策和行动。例如，工作环境的改变（失业、改组、不恰当的工作安排）可以影响健康，面对这些问题，卫生部门能做的似乎不过是使结果稍稍得到改善，因为仅靠卫生行政部门自身是不能对劳动关系进行重新界定，或是给失业人员安排工作的。当然，也不能对烟酒类消费品增加税收，无法制定机动车技术标准，也无法管理乡村人口的迁居以及改善贫困人口生活，尽管所有这些措施都对人群健康有显著影响。在大健康、大卫生理念指导下，良好的公共卫生干预措施应该在卫生行政部门同其他政府部门进行良好合作的基础上完成。在当今社会，卫生问题被湮没于众多的政府部门中，这些政府部门各自专注卫生系统某一方面的问题，对公共卫生政策不同方面进行整合时，合力发挥影响人群健康的能力却相对滞后。

公共卫生建设需要政府、社会、团体和民众的广泛参与，共同努力。政府主要通过制定相关法律、法规和政策，促进公共卫生事业发展；对社会，民众和医疗卫生机构执行公共卫生法律法规实施监督检查，维护公共卫生秩序；组织社会各界和广大民众共同应对突发公共卫生事件和传染病流行；教育民众养成良好卫生习惯和健康文明的生活方式；培养高素质的公共卫生管理和技术人才，为促进人民健康服务。

中华人民共和国成立初期，我国提出了"面向工农兵、预防为主、团结中西医、卫生工作与群众运动相结合"的卫生工作方针。随着经济社会与卫生事业的发展，我国卫生工作方针经过几次调整，2016年全国卫生与健康大会确定新时期我国卫生与健康工作方针是"以基层为重点，以改革创新为动力，预防为主。中西医并重，将健康融入所有政策，人民共建共享"。卫生工作方针几经调整，始终坚持"预防为主"。中华人民共和国成立初期，预防为主是我国控制疾病形势的实际需要，我们在世界卫生组织宣布消灭天花的 16 年前就已经消灭了天花。通过开展的以急性传染病、寄生虫病和地方病为主要防治对象的第一次卫生革命，我国的疾病谱、死亡原因顺位发生了根本变化，因此传染性疾病死亡的人数得到有效控制。新时期卫生与健康工作方针仍将"预防为主"确定为主要内容，不仅是我国卫生工作宝贵经验的总结和继承，也是世界卫生健康工作发展的趋势。新时期传染性疾病的挑战依然存在，但城市化、老龄化和生活方式的变化使慢性非传染性疾病流行趋势更为严峻，心脑血管疾病、恶性肿瘤和其他慢性退行性疾病成为我国城乡居民死亡的最主要原因。新时期疾病预防和健康促进工作，应更加凸显预防为主的重要性。

### 三、中医医疗服务体系

我国已建立起较为完善的以公立中医医疗机构为主导、非公立中医医疗机构共同发展，基层中医药服务能力突出的中医医疗服务体系。各省（区、市）要建设好省级中医医院，每个地市级区域原则上至少设置 1 家市办中医医院，每个县级区域原则上设置 1 家县办中医类医院。促进社会办中医发展，到 2020 年非公立中医医疗机构提供的中医服务量力争达到20%。实施基层中医药服务能力提升工程，提升基层医疗卫生机构提供中医药服务的数量和质量。将民族医药发展纳入民族地区和民族自治地方经济社会发展规划，加强民族医医疗机构建设，鼓励有条件的民族自治地方举办民族医医院，鼓励民族地区各类医疗卫生机构设立民族医药科，鼓励社会力量举办民族医医院和诊所。加强民族医医院内涵建设，支持民族医特色专科建设与发展。

提高中医药服务能力。充分发挥中医药（民族医药）在疾病预防控制、应对突发公共卫生事件、医疗服务中的作用。实施中医临床优势培育工程，强化中医药防治优势病种研究，加强中西医结合，提高重大疑难病、急危重症临床疗效。大力发展中医非药物疗法，使其在常见病、多发病和慢性病防治中发挥独特作用。发展中医特色康复服务。健全覆盖城乡的中医医疗保健服务体系。在乡镇卫生院和社区卫生服务中心建立中医馆、国医堂等中医综合服务区，推广适宜技术，在基本医疗和公共卫生服务以及慢性病康复中，充分利用中医药资源，发挥中医药的优势和作用，所有基层医疗卫生机构都能够提供中医药服务。加强合理应用中成药的宣传和培训，推广针灸、推拿、拔罐、中医熏蒸等适宜技术。促进民族医药发展。到 2030 年，中医药在治未病中的主导作用、在重大疾病治疗中的协同作用、在疾病康复中的核心作用得到充分发挥。

发展中医养生保健治未病服务。实施中医治未病健康工程，将中医药优势与健康管理结合，探索融健康文化、健康管理、健康保险为一体的中医健康保障模式。鼓励社会力量举办规范的中医养生保健机构，加快养生保健服务发展。拓展中医医院服务领域，为群众提供中医健康状态辨识评估、干预调理、随访管理等治未病服务，大力推广普及中医药健康理念和知识。鼓励中医医疗机构、中医医师为中医养生保健机构提供保健咨询和调理等技术支持。开展中医中药中国行活动，大力传播中医药知识和易于掌握的养生保健技术方法，加强中医药非物质文化遗产的保护和传承运用，实现中医药健康养生文化创造性转化、创新性发展。

推进中医药继承创新。实施中医药传承创新工程，重视中医药经典医籍研读及挖掘，全面系统地继承历代各家学术理论、流派及学说，不断弘扬当代名老中医药专家学术思想和临床诊疗经验，挖掘民间诊疗技术和方药，推进中医药文化传承与发展。建立中医药传统知识保护制度，制定传统知识保护名录。融合现代科技成果，挖掘中药方剂，加强重大疑难疾病、慢性病等中医药防治技术研究和新药研发，不断推动中医药理论与实践发展。发展中医药健康服务，加快打造全产业链服务的跨国公司和国际知名的中国品牌，推动中医药走向世界。保护重要中药资源和生物多样性，开展中药资源普查及动态监测。建立大宗、道地和濒危药材种苗繁育基地，提供中药材市场动态监测信息，促进中药材种植业绿色发展。

## 知识链接1：屠呦呦与诺贝尔医学奖

中国药学家屠呦呦、爱尔兰科学家威廉·坎贝尔及日本药物科学博士聪大村分享了2015年诺贝尔生理学或医学奖。屠呦呦因重新认识青蒿素而获得表彰，由青蒿素促成的以青蒿素为基础的联合症疗法已拯救了数百万人的生命。屠呦呦是第一位获得诺贝尔科学奖项的中国本土科学家、第一位获得诺贝尔生理学或医学奖的华人科学家。是中国医学界迄今为止获得的最高奖项，也是中医药成果获得的最高奖项。

## 知识链接2：传统医药领域的"一带一路"卫生交流与合作

"一带一路"是中国首次提出的重大全球经济发展战略构想，以传统医药为载体，积极推动中医药"走出去"，巩固并拓展我国与沿线国家卫生合作，提升中国文化影响力。根据沿线各国传统医药及民族医药特点，开展有针对性的中医药医疗、教育、科研及产业等领域合作。通过政府引导与市场运作相结合的模式，积极扶植和鼓励中医药企业"走出去"，拓展国外中药市场。积极推动传统医药相关标准的联合开发与制定，推进传统医药国际认证认可体系建设，提升传统中医药的竞争力和影响力。

### 四、中间性医疗服务体系

随着人口老龄化以及慢性非传染性疾病的高发，社会对康复、养老、护理服务的需求逐渐加大，亟待加强康复、老年病、长期护理、安宁疗护等中间性医疗机构建设。中间性医疗机构主要满足慢性病患者的长期住院服务、常年卧床和临终关怀患者的护理服务以及康复期患者的服务需求。

康复医疗机构。康复医疗是医疗服务的重要组成部分，以疾病、损伤导致的躯体功能与结构障碍、个体活动以及参与能力受限的患者为服务对象，目的是提高伤、病、残人士的生存质量并帮助他们重返社会。疾病早期康复治疗可以避免残疾发生或减轻残疾程度，改善患者生活质量，减轻家庭和社会的经济负担。充分发挥康复医疗机构的作用，有利于提高医疗资源整体利用效率与效益。康复医疗服务主要由综合医院康复医学科、康复医院、社区卫生服务中心和乡镇卫生院提供。综合医院康复医学科立足于疾病急性期的早期康复治疗，与相关临床科室充分融合，促进患者恢复，预防残疾发生，改善患者预后，提高生活质量。康复医院为疾病稳定期患者提供专业、综合的康复治疗，并具备相关疾病的一般诊疗、处置能力和急诊急救能力。社区卫生服务中心和乡镇卫生院为疾病恢复期患者提供基本康复服务、残疾预防和康复相关健康教育。在医疗资源相对丰富的地区，鼓励有条件的二级综合医院（包括企事业办医院）有计划、按步骤地整体转型为以康复医疗服务为主的综合医院或康复医院。充分利用卫生、中医药、民政、残联等系统在康复服务领域的资源优势，统筹规划，优势互补。加强康复医疗机构与区域内老年病院、慢性病院和护理院等中间性医疗机构的分工合作。

　　医养结合服务机构。建立健全医疗机构与养老机构之间的业务协作机制，鼓励多种形式的签约服务、协议合作，鼓励开通养老机构与医疗机构的预约就诊绿色通道，协同做好老年人慢性病管理和康复护理。支持有条件的养老机构按相关规定申请开办康复医院、护理院、中医医院、安宁疗护机构或医务室、护理站等，重点为失能、失智老人提供所需的医疗护理和生活照护服务。公立医院资源丰富的地区可积极稳妥地将部分公立医院转为康复医院、老年病医院、护理院、临终关怀医院等医疗机构。推进基层医疗卫生机构和医务人员与居家老人建立签约服务关系，为老年人提供连续性的健康管理和医疗服务。提高基层医疗卫生机构为居家老人提供上门服务的能力。鼓励社会力量以多种形式开展医养结合服务。

## 知识链接：安宁疗护

安宁疗护的开创者是英国人桑德丝。1947 年她照顾了一位年轻的癌症病人大卫·塔斯马，两人建立起深厚的友谊。由于当时医生对癌症病人的疼痛束手无策，桑德丝想到，能否为减轻癌症病人的疼痛做点什么？能否给他们更好的照顾？于是她决定为癌症病人建立一个比较像家而非医院的地方。

安宁疗护，又称临终关怀、姑息疗法，其理念是通过由医生、护士、志愿者、心理治疗师等人员组成的团队，为患者及其家庭提供帮助，在减少患者身体上疼痛的同时，更关注患者的内心感受，让患者有尊严地走完人生最后一段旅程。中国第一家临终关怀医院于 1987 年创立。

# 第二节　分级诊疗制度建设

人口老龄化带来的一个改变就是越来越多的人同时罹患多种疾病。在发达国家，25% 的 65—69 岁的老人和 50% 的 80—84 岁老人都同时患有两种或两种以上的慢性疾病。慢性病已经成为中国的头号健康威胁。医疗卫生体系需要积极应对，保证卫生服务的提供，以满足慢性病及老年患者的需求。

## 一、医疗服务"碎片化"

长期以来，我国医院在卫生服务中占主导地位。1980—2015 年，我国医院床位数从 119 万张增长到 533 万张，翻了 2 倍多。自 2003 年新型农村合作医疗制度建立以来，我国居民医疗保障水平逐年提高，相应地，我国的住院率从 2003 年的 4.7% 迅速升至 2013 年的 14.1%，年均增长 11.5%，确实应验了"床位建一张占一张"的说法。医院门诊量也快速增长，2010 —2014 年，医院诊疗人次数占医疗卫生机构总诊疗人次数比例从 34.9% 上升到 39.1%，相应地，基层医疗卫生机构比例由 61.9% 降至 57.4%。我国医院病床增加的趋势与国际趋势相悖。在过去 10 多年里，除韩国外，多数经济合作与发展组织国家（以下简称经合组织国家）大幅减少了医院床位数，我国目前的人均床位数高于加拿大、英国、美国和西班牙，但低于经合组织国家的平均水平，我国各地区医院规模并不一致，各省之间、城乡之间差异巨大，医院扩张的情况多集中于城市地区的大医院。然而，慢性病在医院诊疗的成本效益低于社区，经合组织国家医院规模变动的经验显示，医疗机构数量与规模的调整应适应整合型医疗模式发展的需求，以预防与治疗对病床数需求较少、但需要更有力干预的慢性病。

医疗服务机构之间缺乏整合。1998 年正式实行的城镇职工医疗保险制度打破了公费医疗和劳保医疗为主时期的逐级转诊模式，为促进大医院服务质量的提高，参保职工可自由择医，用脚投票。长期以来，患者越过基层医疗机构到医院，特别是设备和人员配备较好的三级医院就医，形成无序就医模式。2015 年国家出台分级诊疗制度建设指导意见之前，医院与基层医疗卫生机构之间没有清晰的转诊制度，对患者的医疗服务呈现严重的碎片化特征。医院出于自身发展的需要，不断追求规模的扩张、服务量的增长和收入的增加，基层医疗卫生机构医疗功能弱化，医院和基层医疗机构之间缺乏相互协调开展居民健康管理工作的机制。

制度碎片化。在医疗服务提供方面，缺少统一的制度安排。限于人力，我国尚未建立类似英国的社区医生"守门人"制度，慢病筛查与规范管理工作有待进一步落实，造成许多慢性病（本来可以避免的）的入院和再入院，产生高额费用。卫生政策相关行政部门间也存在治理的碎片化。医疗卫生行业涉及十多个政府部门，分别致力于实现其各自的机构目标，对于超出自身决策领域问题的协调有困难。同时因为部门间的纵向管理，省级和地方也存在这样的碎片化。人们已经认识到，行政机构间相互协调问题抑制了创新，阻碍了改革的持续实施。

基层人力资源短缺。中国严重缺少全科医生和护士，这大大影响了基层的服务提供能力。虽然过去十年中，医疗卫生人员的总数增加了，但基层医疗卫生机构和贫困的农村地区仍然难以吸引、留住合格的医务人员。基层卫生人员在卫生队伍中的比例已由 2009 年的 40% 降至 2015 年的 33.7%。多数基层卫生人员只是中专毕业后接受了一些培训，限制了基层机构提供优质医疗服务的能力。而受过正规医学教育的基层卫生人员，不断向上级医疗机构集中，基层医务人员流失问题严重。

## 知识链接：经合组织

经合组织，是由市场经济国家组成的政府间国际经济组织，旨在共同应对全球化带来的经济、社会和政府治理等方面的挑战，并把握全球化带来的机遇。经合组织常被称为全球智库，成立于 1961 年，目前成员国总数 35 个，总部设在巴黎。经合组织的前身为 1948 年西欧十多个国家成立的欧洲经济合作组织，后来陆续加入其他国家，目前中国不是其成员国。

### 二、分级诊疗与连续性医疗服务

#### （一）全科医师拥有慢病诊疗优势

医院由于具有强大的科技力量和专科、亚专科医师队伍，在世界各地的医疗系统中都扮演着关键的角色。然而，以医院为中心增加了机会成本，如黎巴嫩居民的心脏手术比例高于德国，但却缺乏降低心脏病相关危险因素的诊断和干预项目。对于医院和亚专科化的过度重视已经成为卫生服务效率低下和不平等的主要源头。自 1980 年以来，经合组织中的多数国家一直试图摆脱对医院、专科医师和科技的依赖。他们通过引入供方调节措施来达到这个目的，包括减少医院床位数，用上门服务代替住院治疗，合理分配医院和社区的卫生资源。这些努力的结果已经混在一起难分彼此，但是不断的努力已经使专科诊疗、全科预防与保健、健康促进三者之间达到了很好的平衡。医疗卫生服务体现出纵向性、持续性和以病人为中心的特点。

随着人类社会发展和以心脏病、脑血管病、恶性肿瘤和意外伤害占据疾病谱和死因谱主要位置的变化趋势，人们提出了生物—心理—社会医学模式，慢性疾病的病因复杂，和患者的性格、行为与生活方式、心理因素乃至经济生活条件、健康习惯等多种因素都有联系。基层医疗卫生机构医务人员与患者之间的密切联系使得基层医疗卫生机构在慢性病诊治中发挥出优势。WHO 研究表明，建立和谐的医患关系需要 2~5 年的时间，长期接受同一个社区家庭医生服务团队的服务使得病人与医疗服务提供者之间形成了信任关系，医务人员也更有可能尊敬和理解他们熟知的病人，这样医患之间的互动就更积极，沟通也更顺畅。由于社区全科医生更了解患者所生活的环境，他们能够对患者提供针对性的服务并且能在早期发现患者的问题。

## （二）分级诊疗制度建设

近年来，我国城市大医院人满为患，一些基层医疗机构业务萎缩，新医改以来，"看病难、看病贵"问题未得到根本缓解。行政部门意识到医疗服务效率问题，并正在致力于改善医疗卫生服务的碎片化。为引导优质医疗资源向基层延伸，形成科学合理的就医秩序，2013 年 11 月，十八届三中全会通过的《中共中央关于全面深化改革若干重大问题的决定》文件中首次提出完善合理分级诊疗模式，建立社区医生和居民契约服务关系，促进优质医疗资源纵向流动。2015 年国务院办公厅发布《关于推进分级诊疗制度建设的指导意见》，提出立足我国经济社会和医药卫生事业发展实际，遵循医学科学规律，按照以人为本、群众自愿、统筹城乡、创新机制的原则，以提高基层医疗服务能力为重点，以常见病、多发病、慢性病分级诊疗为突破口，完善服务网络、运行机制和激励机制，引导优质医疗资源下沉，形成科学合理就医秩序，逐步建立符合国情的分级诊疗制度，切实促进基本医疗卫生服务的公平可及。2016 年国家卫生计生委出台《关于推进分级诊疗试点工作的通知》，提出试点地区推进分级诊疗试点工作的要求，强调要落实医疗机构功能定位，城市三级医院主要提供急危重症和疑难复杂疾病的诊疗服务。2016 年年末国务院发布的《"十三五"深化医药卫生体制改革规划》目标和重点任务均指出，鼓励各地结合实际推行多种形式的分级诊疗模式。确定到 2017 年，分级诊疗政策体系逐步完善，85% 以上的地市开展试点。到 2020 年，基层首诊、双向转诊、急慢分治、上下联动的分级诊疗模式逐步形成，基本建立符合国情的分级诊疗制度。

基层首诊。坚持群众自愿、政策引导，鼓励并逐步规范常见病、多发病患者首先到基层医疗卫生机构就诊，对于超出基层医疗卫生机构功能定位和服务能力的疾病，由基层医疗卫生机构为患者提供转诊服务。

双向转诊。坚持科学就医、方便群众、提高效率，完善双向转诊程序，建立健全转诊指导目录，重点畅通慢性期、恢复期患者向下转诊渠道，逐步实现不同级别、不同类别医疗机构之间的有序转诊。

急慢分治。明确和落实各级各类医疗机构急病和慢病诊疗服务功能，完善治疗—康复—长期护理服务链，为患者提供科学、适宜、连续性的诊疗服务。急危重症患者可以直接到二级以上医院就诊。

上下联动。引导不同级别、不同类别医疗机构建立目标明确、权责清晰的分工协作机制，促进以优质医疗资源下沉为重点，推动医疗资源合理配置和纵向流动。

### （三）分级诊疗制度建设主要任务

国务院出台了推进分级诊疗制度建设的指导意见后，各地以家庭医生签约服务和医疗联合体为重要抓手，利用柔性政策逐步建立刚性制度。

#### 1. 组建医疗联合体

按照政府主导、自愿组合、区域协同、方便群众的原则，以资源共享和人才下沉为导向，建立医疗联合体，提升基层服务能力，不同级别、不同类别医疗机构间建立目标明确、权责清晰的分工协作机制，形成利益共同体、发展共同体、责任共同体，为患者提供连续服务。

目前在我国，医联体主要有以下四种组织模式。

（1）城市医疗集团。城市医疗集团是城市开展医联体建设的主要模式。以一家三级医院为牵头单位，联合若干城市二级医院、康复医院、护理院以及社区卫生服务中心，构建"1+X"医联体模式，即纵向整合医疗资源，形成资源共享、分工协作的管理模式。有条件的地区推行医联体内人、财、物统一管理模式，促使医联体成为目标一致的共同体。不具备条件的，可在医联体内以对口帮扶、技术支持为纽带形成松散型合作，引导优质医疗资源下沉，提升基层医疗服务能力。

（2）县域医疗共同体。县域医疗共同体是农村开展医联体建设的主要模式。重点探索以"县医院为龙头，乡镇卫生院为枢纽，村卫生室为基础"的县乡一体化管理，并与乡村一体化有效衔接，充分发挥县医院的城乡纽带作用和县域龙头作用，形成县乡村医疗卫生机构分工协作机制，构建县乡村三级联动的县域医疗服务体系。

（3）专科联盟。医疗机构之间以专科协作为纽带形成的联合体。根据区域内医疗机构优势专科资源，以一家医疗机构特色专科为主，联合其他医疗机构相同专科技术力量，形成区域内若干特色专科中心，提升解决专科重大疾病的救治能力，形成补位发展模式。横向盘活现有医疗资源，突出专科特色。

（4）远程医疗协作网。由牵头单位与基层、偏远和欠发达地区医疗机构建立远程医疗服务网络。大力推进面向基层、偏远和欠发达地区的远程医疗服务体系建设，鼓励二级、三级医院向基层医疗卫生机构提供远程医疗服务，提升远程医疗服务能力，利用信息化手段促进医疗资源纵向流动，提高优质医疗资源可及性和医疗服务整体效率。

城市与农村之间可以以城市三级医院为牵头单位，在已建立的长期稳定对口支援关系基础上，通过对区域内县医院托管、成立医疗集团等多种形式组建医联体。三级医院向县医院派驻管理团队和专家团队，重点提升县医院医疗服务能力与水平。国家级和省级医院除参加属地医联体外，可辐射周边区域，跨区域与若干医联体建立合作关系，组建高层次、优势互补的医联体，辐射带动区域医疗服务能力提升。

2. 推进家庭医生签约服务

组建以家庭医生为核心、专科医师提供技术支持的签约服务团队，向居民提供长期连续的基本医疗、公共卫生和健康管理服务。优化签约服务内涵，在就医、转诊、用药、医保等方面对签约居民实行差异化政策，促进基层首诊。健全以标化工作量为基础的绩效考核体系。可引导居民或家庭在与家庭医生团队签约的同时，自愿选择一家二级医院、三级医院，建立"1+1+1"的组合签约服务模式，签约居民可在签约组合内任意选择一家医疗机构就诊，若到组合外就诊须由家庭医生转诊，引导居民改变就医习惯，形成合理就医秩序。

3. 加强基层医疗卫生人才队伍建设

通过基层在岗医师转岗培训、全科医生定向培养、提升基层在岗医师学历层次等方式，多渠道培养全科医生，逐步向全科医生规范化培养过渡，实现城乡每万名居民就有2~3名合格的全科医生的目标。加强全科医生规范化培养基地建设和管理，规范培养内容和方法，提高全科医生的基本医疗和公共卫生服务能力，发挥全科医生居民健康"守门人"的作用。建立全科医生激励机制，在绩效工资分配、岗位设置、教育培训等方面向全科医生倾斜。加强康复治疗师、护理人员等专业人员培养，满足人民群众多层次、多样化的健康服务需求。

4. 提高基层医疗卫生服务能力建设

通过政府举办或购买服务等方式，科学布局基层医疗卫生机构，合理划分服务区域，加强标准化建设，实现城乡居民全覆盖。通过组建医疗联合体、对口支援等方式，鼓励城市二级以上医院医师到基层医疗卫生机构多点执业，或者定期出诊、巡诊，提高基层服务能力。以常见病、多发病、慢性病为切入点，建立基层医疗卫生机构疾病诊疗规范，建立重大慢病防治与管理体系。合理确定基层医疗卫生机构配备使用药品品种和数量，加强二级以上医院与基层医疗卫生机构用药衔接，满足患者需求。强化乡镇卫生院基本医疗服务功能，提升急诊抢救、二级以下常规手术、正常分娩、高危孕产妇筛查、儿科等医疗服务能力。提升基层医疗卫生机构中医药服务能力和医疗康复服务能力，加强中医药特色诊疗区建设，推广中医药综合服务模式，充分发挥中医药在常见病、多发病和慢性病防治中的作用。在民族地区要充分发挥少数民族医药在服务各族群众中的特殊作用。

5. 全面提升县级公立医院综合能力

根据服务人口、疾病谱、诊疗需求等因素，合理确定县级公立医院数量和规模。按照"填平补齐"原则，加强县级公立医院临床专科建设，重点加强县域内常见病、多发病相关专业，以及传染病、精神病、急诊急救、重症医学、肾脏内科（血液透析）、妇产科、儿科、中医、康复等临床专科建设，提升县级公立医院综合服务能力。在具备能力和保障安全的前提下，适当放开县级公立医院医疗技术临床应用限制。县级中医医院同时重点加强内科、外科、妇科、儿科、针灸、推拿、骨伤、肿瘤等中医特色专科和临床薄弱专科、医技科室建设，提高中医优势病种诊疗能力和综合服务能力。通过上述措施，将县域内就诊率提高到 90% 左右，基本实现大病不出县。

6. 整合推进区域医疗资源共享

整合二级以上医院现有的检查检验、消毒供应中心等资源，向基层医疗卫生机构和慢性病医疗机构开放。探索设置独立的区域医学检验机构、病理诊断机构、医学影像检查机构、消毒供应机构和血液净化机构，实现区域资源共享。加强医疗质量控制，推进同级医疗机构间以及医疗机构与独立检查检验机构间检查检验结果互认。

7. 加快推进医疗卫生信息化建设

加快全民健康保障信息化工程建设，建立区域性医疗卫生信息平台，实现电子健康档案和电子病历的连续记录以及不同级别、不同类别医疗机构之间的信息共享，确保转诊信息畅通。提升远程医疗服务能力，利用信息化手段促进医疗资源纵向流动，提高优质医疗资源可及性和医疗服务整体效率，鼓励二级、三级医院向基层医疗卫生机构提供远程会诊、远程病理诊断、远程影像诊断、远程心电图诊断、远程培训等服务，鼓励有条件的地方探索"基层检查、上级诊断"的有效模式，促进跨地域、跨机构就诊信息共享。发展基于互联网的医疗卫生服务，充分发挥互联网、大数据等信息技术手段在分级诊疗中的作用。

## 知识链接：地方分级诊疗制度建设经验

福建省厦门市从糖尿病与高血压入手，着力推进慢病分级诊疗工作，通过组建专科医师、全科医师、健康管理师"三师合一"的慢性病一体化服务模式，强化了慢性病患者的全程规范管理。上海市实施"1+1+1"签约服务模式，即居民与1家社区卫生服务中心、1家区级医院和1家市级医院组合签约，签约患者可在区级和市级医院优先享受挂号、就诊、检查、住院等优惠服务。青海省西宁市成立紧密型一体化医疗联合体，医联体内各医疗卫生机构在法人资格、财政补贴政策和渠道、核定人员总量、功能定位、公共卫生职责"五不变"的基础上，实行人、财、物统一管理、分级核算，构建管办分离、资源共享、互利共赢、相互促进、同步发展的新型医疗服务体系，带动区域内所有医疗卫生机构服务技术和能力整体提升，将城市大医院的优质医疗卫生资源引向基层。

## 第三节　构建以人为本的一体化卫生服务体系

以人为本的卫生服务是让患者、家属和所在社区共同参与到诊疗服务中，他们作为卫生服务的受益人，同时也是参与者。他们对服务体系充满信任，同时服务体系也能够以人性化、一体化的方式，根据他们的需要和偏好提供服务。一体化卫生服务（也称整合型卫生服务）是指将包括健康促进、疾病预防、治疗和临终关怀等在内的各种医疗卫生服务的管理和服务提供整合在一起。根据健康需要，协调各级各类医疗机构为病患提供终生连贯的服务。随着老龄化的加速和日益加重的慢性病负担，居民的医疗卫生服务需求不断增长，政府需要建设一个以人为本的健康服务体系，提供全生命周期的健康服务。

## 一、以人为本一体化卫生服务体系战略

调动居民个体、家庭与社区参与的积极性。对慢性非传染性疾病的预防和治疗而言，居民个体、家庭以及社区需要成为积极的参与者。因为人们自己最了解也最需要响应自己的健康需求，必须做出有关健康行为和自我护理能力的选择；家庭参与进来有助于为非正式护理人员提供优化护理必须的教育和支持；社区参与进来能够更好地表达社区的利益诉求，从而影响社区卫生服务提供方式，共同创建健康环境。

加强管理与考核。加强对卫生系统各层级行政部门的管理，以改善医疗卫生服务的组织和提供，使卫生和非卫生部门的卫生政策、卫生机构以及公众个体都朝着共同的目标努力。

重新定位医疗卫生服务提供方式。医疗卫生服务提供重点从住院治疗转向满足全生命周期的卫生服务需求，以需求为导向配置医疗卫生资源，重视健康促进、预防和公共卫生服务并增加资源投入，重点提供面向社区和家庭的预防保健服务。

协调部门内部和部门间的服务。围绕公众健康需求，协调卫生部门内部各级各类医疗机构以及卫生部门与相关部门的行动，包括社会服务、金融、教育、劳动、住房、执法等部门。卫生部门有必要发挥强有力的组织作用，协调相关部门提供优质医疗卫生服务。

创建良好环境。为使上述四个战略总目标转变为可操作的现实，有必

要创建促进性环境，使所有利益相关方都承担起各自的责任，在领导和管理、信息系统完善、服务质量改善、卫生相关法律法规制定、财政投入增加等方面做出努力，创造出有助于实现以人为本的一体化卫生服务的环境。

## 二、以人为本的一体化卫生服务体系建设策略

大医院功能定位没有落实，基层医疗卫生机构服务能力不足，缺乏建立一体化卫生服务体系的配套政策支持，是一体化卫生服务体系建设的主要制约因素。建立以人为本的一体化卫生服务体系需要在"健康入万策"理念的指引下，提供配套政策支持，整合医疗卫生服务体系，形成以基层医疗卫生服务为基础的、连续的、相互协调的体系。

### （一）防治结合

专业公共卫生机构要对公立医院、基层医疗卫生机构和社会办医院开展公共卫生服务加强指导、培训和考核，建立信息共享与互联互通等协作机制。

进一步明确专业公共卫生机构和医疗机构的职责，着力做好高血压、糖尿病、肿瘤等慢性病的联防联控工作，将结核病、艾滋病等重点传染病以及职业病、精神疾病等病人的治疗交综合性医院或者专科医院开展，强化专业公共卫生机构对医疗机构公共卫生工作的技术指导和考核，监督部门加强对医疗机构的监督检查。

综合性医院及相关专科医院要依托相关科室，与专业公共卫生机构密切合作，承担辖区内一定的公共卫生任务和对基层医疗卫生机构的业务指导。建立医疗机构承担公共卫生任务的补偿机制和服务购买机制。进一步加强基层医疗卫生机构队伍建设，拓展基层医疗卫生机构的功能，确保各项公共卫生任务落实到位。充分发挥中医药在公共卫生中的作用，积极发展中医预防保健服务。

### （二）急慢分治

建立不同级别医院之间，医院与基层医疗卫生机构、中间性医疗机构

之间的分工协作机制，健全网络化城乡基层医疗卫生服务运行机制，充分利用信息化手段，促进优质医疗资源纵向流动，建立医院与基层医疗卫生机构之间共享诊疗信息、开展远程医疗服务和教学培训的信息渠道。

控制公立医院普通门诊规模，支持和引导病人优先到基层医疗卫生机构就诊，由基层医疗卫生机构逐步承担公立医院的普通门诊、康复和护理等服务。推动全科医生、家庭医生责任制，逐步实现签约服务。鼓励有条件的地区通过合作、托管、重组等多种方式，促进医疗资源合理配置。探索县域一体化管理。推进乡镇卫生院和村卫生室一体化。

公立医院要通过技术支持、人员培训、管理指导等多种方式，帮扶和指导与之建立分工协作关系的基层医疗卫生机构，提高其服务能力和水平。允许公立医院医师多点执业，探索建立医师执业信息数据库并向公众提供在线查询服务，促进优质医疗资源下沉到基层。建立区域在线预约挂号平台，公立医院向基层医疗卫生机构提供转诊预约挂号服务，对基层医疗卫生机构转诊病人优先安排诊疗和住院；将恢复期需要康复的病人或慢性病病人转诊到病人就近的基层医疗卫生机构。

完善治疗—康复—长期护理服务链，发展和加强康复、老年、长期护理、慢性病管理、临终关怀等中间性医疗机构，建立急慢分治的制度，提高公立医院医疗资源利用效率。

### （三）中西医并重

坚持中西医并重方针，以积极、科学、合理、高效为原则，做好中医医疗服务资源配置。充分发挥中医医疗预防保健特色优势，不断完善中医医疗机构、基层中医药服务提供机构和其他中医药服务提供机构共同组成的中医医疗服务体系，加快中医医疗机构建设与发展，加强综合医院、专科医院中医临床科室和中药房设置，增强中医科室服务能力。加强中西医临床协作，整合资源，强强联合，优势互补，协同协作，提高重大疑难病、急危重症临床疗效。统筹用好中西医两方面资源，提升基层西医和中医两种手段综合服务能力。到2020年，力争使所有社区卫生服务机构、乡镇卫生院和70%的村卫生室具备与其功能相适应的中医药服务能力。

### （四）多元发展

加强社会办医疗机构与公立医疗卫生机构的协同发展，提高医疗卫生资源的整体效率。社会力量可以直接投向资源稀缺及满足多元需求的服务领域，也可以以多种形式参与国有企业所办医疗机构等部分公立医院改制重组。鼓励公立医院与社会力量以合资合作的方式共同举办新的非营利性医疗机构，满足群众多层次医疗服务需求。探索公立医院有形资产和无形资产科学评估办法，防止国有资产流失。鼓励社会力量举办中医类专科医院、康复医院、护理院（站）以及口腔疾病、老年病和慢性病等诊疗机构。鼓励药品经营企业举办中医坐堂医诊所，鼓励有资质的中医专业技术人员特别是有名老中医开办中医诊所。允许医师多点执业。支持社会办医疗机构，加强重点专科建设，引进和培养人才，提升学术地位，加快实现与医疗保障机构、公立医疗机构等信息系统的互联互通。

建立社会力量参与公共卫生工作的机制。政府通过购买服务等方式，鼓励和支持社会力量参与公共卫生工作，并加强技术指导和监督管理。社会力量要加强自身管理，不断强化自身能力，与专业公共卫生机构密切合作，确保公共卫生工作顺利开展。

### （五）医养结合

推进医疗机构与养老机构等加强合作。推动中医药与养老结合，充分发挥中医药"治未病"和养生保健优势。建立健全医疗机构与养老机构之间的业务协作机制，鼓励开通养老机构与医疗机构的预约就诊绿色通道，协同做好老年人慢性病管理和康复护理。增强医疗机构为老年人提供便捷、优先、优惠医疗服务的能力。支持有条件的医疗机构设置养老床位。推动二级以上医院与老年病医院、老年护理院、康复疗养机构、养老机构内设医疗机构等之间的转诊与合作。在养老服务中充分融入健康理念，加强医疗卫生服务支撑。支持有条件的养老机构设置医疗机构。统筹医疗服务与养老服务资源，合理布局养老机构与老年病医院、老年护理院、康复疗养机构等，研究制订老年康复、护理服务体系专项规划，形成规模适宜、功能互补、安全便捷的健康养老服务体系。

发展社区健康养老服务。提高社区卫生服务机构为老年人提供日常护理、慢性病管理、康复、健康教育和咨询、中医养生保健等服务的能力，鼓励医疗机构将护理服务延伸至居民、家庭。推动开展远程服务和移动医疗，逐步丰富和完善服务内容及方式，做好上门巡诊等健康延伸服务。

## 知识链接：以人为本

在我国，有文字记载最早明确提出"以人为本"的是春秋时期齐国名相管仲，在西汉刘向编辑、汇辑管仲众多思想观点的《管子》一书"霸言"篇中，记述了管仲对齐桓公陈述霸王之业的言论。其中有一段是这样说的："夫霸王之所始也，以人为本。本理则国固，本乱则国危。"大意为：成就霸业或王业的开始，就要以百姓为根本；百姓得到治理则国家稳固，百姓动乱则国家面临危亡。

# 第四章 完善健康保障制度 实现人民共建共享

## 本章导读

我国人口众多，各地区经济发展不平衡，卫生投入水平差异较大。建立覆盖全体居民的基本医疗保障制度，保障公众基本医疗卫生权益，可以有效防止"因病致贫、因病返贫"。本章论述了我国基本医疗卫生保障制度与城乡医疗救助制度，分析医疗保险支付方式及不同支付方式的优缺点，介绍我国基本药物制度和规范药品流通秩序的主要措施。

全民健康覆盖的目标是人人都能够获得卫生服务，同时不会因为支付卫生服务费用而遭受经济困难。现实中，贫困人群利用卫生服务时，通常需要为接受的服务支付很高有时甚至是灾难性的支出。

## 第一节 增加卫生投入

世界卫生组织和世界银行集团 2015 年发布的《追踪全民健康覆盖：首份全球监测报告》中指出，全世界 70 亿人口中共有 4 亿人无法获得基本卫生服务，发展中国家 6% 的人口因为医疗费用而滑入或被进一步推入赤贫状态。由于经济发展水平不同，不同国家政府卫生投入差异较大，1995 年到 2013 年期间，世界卫生组织统计的 190 个国家的政府平均卫生支出从占国内生产总值（以下称 GDP）3.4% 增至 4.1%，其中低收入国家的增幅较大，从占 GDP1.7% 增至 2.6%，我国政府卫生支出占 GDP 比例低于世界卫生组织成员国平均水平。但所有的国家都努力通过医疗保险系统防护经济风险，让公众以更公平的方式获得卫生服务。政府改善卫生系统投资的方式包括直接方式和间接方式。直接方式即政府在卫生方面的投资，间接方式即政府在健康社会决定因素上投资（如减少贫困或提高妇女教育水平等）。各国政府在卫生方面的投入比例体现了政府对卫生的重视程度，这一点各国千差万别。世界卫生组织欧洲区域卫生投入占政府总支出的比例，从 4% 到 20% 不等。通常情况下，卫生在政府整体预算中的所占份额随着国民收入的增加而提高，但一些政府尽管国民收入水平相对较低，仍选择高比例地投入卫生方面；而其他相对富裕的国家在卫生上的投入比例却较低。2007 年，世界上 22 个低收入国家的卫生投入比例大于 10%，而另一方面，11 个高收入国家的卫生投入比例小于 10%。

增加国内卫生筹资主要有两种方法：一种是从财政资源增加更多卫生投入；另外一种就是找到新的筹资方式或多元化的筹资来源，如更高效地征收税款和保险费用可以有效地筹到更多资金，征收烟酒消费税在减少烟酒等有害产品消费的同时，筹集了资金并改善了健康。此外，来自国外的财政援助也是卫生筹资的一条渠道，低收入国家从国外来源筹集到的资金从 2000 年占卫生总费用的 16.5% 平均增长到 2007 年的 24.8%。

## 知识链接：专项税与卫生筹资

专项税是指定用于具体项目或用途的税种。比如用于资助公共广播的有线电视费以及用于道路维护和升级的养路费等。韩国在 1995 年成立了国家健康促进基金，通过烟草税获得部分资助。2001 年成立的泰国健康促进基金是通过对烟酒征收 2% 的附加费获得资助的。卫生部门通常都支持这类税种，因为它们能保证筹资，尤其是在健康促进和疾病预防方面的筹资。但是，财政部门很少征收指定用途税，因为开支在政府预算之外，所以指定用途税收会限制政府处理经济周期的能力。

税收对经济发展水平不同的国家而言均是卫生系统筹资的主要方式之一。国际经验表明，随着一国经济繁荣进步，它的税基也变得更大，而且随着政府征税能力的增强，卫生费用中一般性税收所占比例也就越大。在经济运行良好和管理能力很强的国家，税收可以为卫生部门筹集到可观的资金，但是并非所有国家都符合这些条件，因此社会保险作为卫生系统筹资的另一种方式，得到了广泛关注。

# 第二节　健全医疗保障体系

卫生系统如何筹集充足的资源对于卫生系统的运转来说显然是必不可少的，然而如何使用这些资源来购买商品和服务也同等重要。换句话说，"钱如何花"与"钱怎么来"同样重要。目前世界各国卫生费用常见的支付方式包括患者直接购买需要的药品和卫生服务，免费获得服务，医疗保险统筹等。患者直接支付的一个最大的缺陷是限制了卫生服务的可及性。免费获得服务政策需要有一家对医疗机构潜在收入损失进行补偿的筹资机制，否则免费政策难以为继。解决因卫生服务费用造成家庭财务危机的最有效的方法就是共同分担卫生服务费用，参与共同分担卫生服务费用的人数越多，避免个体出现家庭财务危机的效果就越好。相比之下，医疗保险统筹方式不失为一个良好的选择。

## 知识链接：卫生服务可及性

卫生服务可及性是衡量和评价卫生服务系统公平性、效率和质量的主要指标。可及性是一个复杂的概念，包括三个方面的含义：①可用性，指卫生服务供给的数量和质量与患者需求的数量和质量的匹配度；②可接近性，指患者距卫生服务机构的距离和到达时间；③可承受性，指服务价格与患者支付能力之间的关系。

## 一、基本医疗保险体系

我国基本医疗保险体系由基本医疗保险（又称社会医疗保险）制度和城乡医疗救助制度组成。

### （一）基本医疗保险制度

我国基本医疗保险包括城镇职工基本医疗保险、城镇居民基本医疗保险以及新型农村合作医疗。新医改以来，我国基本医疗保险覆盖率持续提高，2015 年年末，参加职工基本医疗保险人数达 2.889 3 亿人，参加城镇居民基本医疗保险人数达 3.768 9 亿人，参加新型农村合作医疗人口数达 6.7 亿人。基本医疗保险覆盖面超过 97%。

#### 1. 城镇职工基本医疗保险

党的十四届三中全会做出了关于建立社会主义市场经济体制的重大决定，明确了我国经济体制的主要框架，提出了全局性整体推进市场体系建设的一系列重大改革举措。同时，提出要建立多层次社会保障体系，职工养老、医疗保险实行社会统筹和个人账户相结合，建立统一的社会保障管理机构等改革任务。1994 年开始在江苏镇江和江西九江试点实行城镇职工基本医疗保险制度，1998 年国务院发布了《关于建立城镇职工基本医疗保险制度的决定》，在全国范围内进行城镇职工医疗保险制度改革。目前，城镇职工医疗保险制度的覆盖人群为城镇所有用人单位的职工，包括企业（国有企业、集体企业、外商投资企业、私营企业等）、机关、事业单位、社会团体、民办非企业单位的职工，城镇个体经济组织业主及其从业人员以及灵活就业人员。

基本医疗保险费由用人单位和职工共同缴纳。用人单位缴费率控制在职工工资总额的 6% 左右，职工缴费率一般为本人工资收入的 2%。由于经济发展水平不同，我国不同地区、不同年度职工医保基金缴费标准不同。以北京市为例，2015 年，北京市在职员工按本人缴费工资基数的 2% 缴纳基本医疗保险费，用人单位按单位缴费工资基数的 9% 缴纳基本医疗保险费。基本医疗保险基金由统筹基金和个人账户构成。职工个人缴纳的基本医疗保险费，全部计入个人账户。用人单位缴纳的基本医疗保险费分为两部分，一部分用于建立统筹基金，另一部分划入个人账户。划入个人账户的比例一般为用人单位缴费的 30% 左右，具体比例由统筹地区根据个人账户的支付范围和职工年龄等因素确定。

统筹基金和个人账户基金划定各自的支付范围，分别核算，不得交叉使用。统筹基金主要支付住院和特殊病种的门诊费用，个人账户主要支付小额的门诊医疗费用以及住院费用中的个人自付部分。个人账户只用于本人的医疗费用支出，可以结转使用。统筹基金设置起付标准和最高支付限额，起付标准原则上控制在当地职工年平均工资的 10% 左右，最高支付限额原则上控制在当地职工年平均工资的 4 倍左右。起付标准以下的医疗费用，从个人账户中支付或由个人支付。起付标准以上、最高支付限额以下的医疗费用，主要从统筹基金中支付，个人也要负担一定比例。最高支付限额以上的医疗费用，可以通过商业医疗保险等途径解决。统筹基金的具体起付标准、最高支付限额以及在起付标准以上和最高支付限额以下医疗费用的个人负担比例，由统筹地区根据"以收定支、收支平衡"的原则自行确定。

2. 新型农村合作医疗

2002 年 10 月，中共中央、国务院召开了中央农村卫生工作会议，通过了《中共中央 国务院关于进一步加强农村卫生工作的决定》，2003 年 1 月，国务院办公厅转发了卫生部等部门《关于建立新型农村合作医疗制度的意见》，其后新型农村合作医疗工作在全国逐步推开。

新型农村合作医疗制度（以下简称新农合）是由政府组织、引导、支持，农民自愿参加，个人、集体和政府多方筹资，以大病统筹为主的农民医疗合作互助共济制度，重点解决日益突出的农民因患大病而出现的因病致贫、因病返贫问题。新农合是我国农村卫生改革发展的一项重要制度创新，主要针对的是我国农村居民的基本医疗保障制度。新型农村合作医疗遵循农民以户为单位自愿参加的原则，实行个人缴费、集体扶持、政府资助相结合的筹资机制，突出了政府的责任。新农合筹资来源通常包括三个部分：一是农民个人缴费；二是村集体经济出资；三是各级地方政府财政补助。中央财政对中西部地区参合农民给予一定的补助，部分没有村集体经济的地区，筹资来源只包括个人缴费与各级政府财政补助两部分。

新农合制度具有以下几个明显特点：①明确规定了中央和地方财政对参合农民的筹资缴费给予一定补助，体现出新农合的社会保险特点，也是新农合和商业医疗保险的最大区别所在；②农民以家庭为单位自愿参加，体现了农民互助共济的合作原则，也在一定范围内避免了逆向选择；③以县为单位统筹和组织实施，增强了抗风险和监管能力。在新农合运行几年后，部分地区试行了以地市为统筹单位，进一步扩大了医疗保险的抗风险能力；④以大额医疗费用补助为主，兼顾门诊小病费用补偿，重点减轻农民因患大病造成的经济负担，这是新农合制度设计的初衷；⑤政府负责和指导建立组织协调机构、经办机构和监督管理机构，同时赋予农民知情权和监管权，提高了制度的公开性、公平性和公正性，许多地区新农合报销名单和报销金额实行公示制度，以确保新农合基金的有效使用；⑥同步推进农村医疗救助制度，改善贫困人群的基本医疗卫生问题，对贫困地区贫困家庭无力承担的个人筹资缴费，新农合制度规定由村集体、乡镇政府或民政部门负担。

3. 城镇居民基本医疗保险

我国先后建立城镇职工基本医疗保险制度与新农合保险制度之后，于2007年开始试点城镇居民基本医疗保险制度。2007年国务院发布的《关于开展城镇居民基本医疗保险试点的指导意见》，明确了参保范围和筹资水平。不属于城镇职工基本医疗保险制度覆盖范围的中小学阶段的学生（包括职业高中、中专、技校学生）、少年儿童和其他非从业城镇居民都可自愿参加城镇居民基本医疗保险。根据当地的经济发展水平以及成年人和未成年人等不同人群的基本医疗消费需求，并考虑当地居民家庭和财政的负担能力，恰当确定筹资水平；探索建立筹资水平、缴费年限和待遇水平相挂钩的机制。城镇居民基本医疗保险以家庭缴费为主，政府给予适当补助。参保居民按规定缴纳基本医疗保险费，享受相应的医疗保险待遇，有条件的用人单位可以对职工家属参保缴费给予补助。国家对个人缴费和单位补助资金制定税收鼓励政策。中央财政从 2007 年起每年通过专项转移支付，对中西部地区参保居民按人均 20 元给予补助。在此基础上，对属于低保对象的或重度残疾的学生和儿童参保所需的家庭缴费部分，政府原则上每年再按不低于人均 10 元的标准给予补助；对其他低保对象、丧失劳动能力的重度残疾人、低收入家庭 60 周岁以上的老年人等困难居民参保所需家庭缴费部分，政府每年再按不低于人均 60 元的标准给予补助。

城镇居民基本医疗保险一般不设个人账户，实行统筹管理。统筹基金设置起付标准和最高支付限额，起付标准以上、最高支付限额以下的医疗费用，由参保居民和统筹基金按一定比例进行分担；起付标准以下、最高支付限额以上部分的医疗费用由个人自行负担。统筹基金的起付标准、最高支付限额以及医疗费用中个人的负担比例由各统筹地区按"以收定支、收支平衡、略有结余"的原则合理确定。

## 知识链接：德国的社会医疗保险

德国是世界上社会医疗保险历史最悠久的国家。1883 年俾斯麦时期德国建立起全球第一个法定的社会医疗保险制度。德国实行强制性的、以社会健康保险为主、辅之以商业保险的医疗保险制度。其中，社会保险制度覆盖了德国 91% 的人口，加之商业保险的作用，德国整个医疗保险制度为其 99.8% 的人口提供了医疗保障。

城乡居民大病保险制度。为进一步完善城乡居民医疗保障制度，健全多层次医疗保障体系，有效提高了重、特大疾病保障水平，2012 年 8 月，国家发改委等六部委联合发布《关于开展城乡居民大病保险工作的指导意见》，明确针对城镇居民医保、新农合参保（合）人员大病负担重的情况，引入市场机制，建立城乡居民大病保险制度。城乡居民大病保险，是在基本医疗保障的基础上，对大病患者发生的高额医疗费用给予进一步保障的一项制度性安排，可进一步放大保障效用，是基本医疗保障制度的拓展和延伸，是对基本医疗保障的有益补充。大病保险基金来自于城镇居民医保基金和新农合基金，城镇居民医保和新农合基金有结余的地区，利用结余筹集大病保险资金；结余不足或没有结余的地区，在城镇居民医保、新农合年度提高筹资时统筹解决资金来源，逐步完善城镇居民医保、新农合多渠道筹资机制。大病医保报销比例不低于 50%。

2016 年，国务院印发了《关于整合城乡居民基本医疗保险制度的意见》，将城镇居民基本医疗保险和新型农村合作医疗两项制度，整合为城乡居民基本医疗保险制度。按照全覆盖、保基本、多层次、可持续的方针，加强统筹协调与顶层设计，遵循先易后难、循序渐进的原则，从完善政策入手，推进城镇居民医保和新农合制度整合，逐步在全国范围内建立起统一的城乡居民医保制度，推动保障更加公平、管理服务更加规范、医疗资源利用更加有效，促进全民医保体系持续健康发展。整合基本制度政策方面实行"六统一"，即统一覆盖范围、统一筹资政策、统一保障待遇、统一医保目录、统一定点管理、统一基金管理。鼓励有条件的地区理顺医保管理体制，统一基本医保行政管理职能。创新经办管理，推进管办分开。通过提高统筹层次、完善信息系统、完善支付方式、加强医疗服务监管提升服务效能。

基本医疗保险实行的是属地管理。由于异地医疗机构不受所属医保统筹地区的政策约束和具体管理，各地只好实行医保定点管理的制度，给患者就医带来种种不便。我国各个城市间人口流动性很强，有不少大城市的流动人口已经超过了本地人口，医保制度和异地就医之间的矛盾便日益突出。2017 年《政府工作报告》提出在全国推进医保信息联网，实现异地就医住院费用直接结算。在跨省就医结算方面，据人力资源和社会保障部消息，2016 年年底，除西藏以外，全国 30 个省、区、市都已实现了省内异地就医的直接结算。

## （二）城乡医疗救助制度

城乡医疗救助制度是指通过政府拨款和社会捐助等多渠道筹资建立基金，对患大病的城乡居民给予医疗费用补助的救助制度。

1. 农村医疗救助制度

2002 年，《中共中央 国务院关于进一步加强农村卫生的决定》提出要建立和完善农村合作医疗制度和医疗救助制度，要求对农村"五保户"和贫困家庭实施以大病补偿为主的医疗救助，并对贫困家庭参加新型农村合作医疗给予资助。2003 年，民政部、卫生部和财政部联合下发的《关于实施农村医疗救助的意见》明确了农村医疗救助制度是政府拨款和社会各界自愿捐助等多渠道筹资，对患大病农村五保户和贫困农民家庭实行医疗救助的制度；力争到 2005 年，在全国基本建立起规范、完善的农村医疗救助制度。这标志着农村医疗救助制度建设正式开展。我国农村医疗救助制度的资金来源主要是政府投入和社会捐助，救助对象主要为农村"五保户"、经济困难家庭和符合救助条件的特殊经济困难人群，救助方式一是资助救助对象参加新型农村合作医疗；二是对救助对象患大病时给予一定的医疗费用补助。

2. 城市医疗救助制度

2005 年《关于建立城市医疗救助制度试点工作的意见》出台，标志着我国正式启动城市医疗救助试点工作，提出用两年时间在各省、自治区、直辖市的部分县（市、区）进行试点，之后用 2~3 年的时间在全国建立起城市医疗救助制度。

城市医疗救助制度的救助对象主要为城市居民最低生活保障对象中未参加城镇职工基本医疗保险、已参加城镇职工基本医疗保险但个人负担仍然较重的人员和其他特殊困难群众，救助的重点是妇女、儿童和老年人。保障待遇主要是现金救助与提供服务相结合的方式。救助资金主要来源于政府的补助，此外还可以通过慈善机构捐助、工会医疗互助金、国际救援、发行福利彩票等形式进行筹集。

为促进城乡医疗救助制度的进一步完善，2009年，民政部等部门共同制定了《关于进一步完善城乡医疗救助制度的意见》，提出用3年左右时间，在全国基本建立起资金来源稳定，管理运行规范，救助效果明显，能够为贫困人群提供方便、快捷服务的医疗救助制度。2015年，国务院办公厅转发民政部等部门《关于进一步完善医疗救助制度全面开展重特大疾病医疗救助工作的意见》，要求在2015年年底前整合城市医疗救助制度和农村医疗救助制度为城乡医疗救助制度，在政策目标、资金筹集、对象范围、救助标准、救助程序等方面加快推进城乡统筹，确保城乡困难群众获取医疗救助的权利公平、机会公平、规则公平、待遇公平。重点救助对象是最低生活保障家庭成员和特困供养人员。逐步将低收入家庭的老年人、未成年人、重度残疾人和重病患者等困难群众，以及县级以上人民政府规定的其他特殊困难人员纳入救助范围。适当拓展重、特大疾病医疗救助对象范围，积极探索对发生高额医疗费用、超过家庭承受能力、基本生活出现严重困难家庭中的重病患者实施救助。在各类医疗救助对象中，要重点加大对重病、重残儿童的救助力度。资助重点救助对象参保参合，规范门诊救助，完善住院救助。完善医疗救助制度、全面开展重、特大疾病医疗救助工作，缓解因病陷入困境群众的"不能承受之重"。

## 二、补充医疗保险

补充医疗保险是相对于基本医疗保险而言的，是指国家和社会建立的基本医疗保险之外的各种医疗保险形式的总称。目前我国补充医疗保险主要有以下几种形式。

### （一）公务员医疗补助

国家公务员医疗补助，是在城镇职工基本医疗保险制度基础上对国家公务员的补充医疗保障。目的是在推行基本医疗保险后，使国家公务员的医疗保障水平不下降，保持国家公务员队伍稳定、廉洁，保证政府高效运行。

公务员医疗补助的范围包括国家行政机关工作人员和退休人员；经人社部或省、自治区、直辖市人民政府批准列入依照国家公务员制度管理的事业单位的工作人员和退休人员；列入参照国家公务员制度管理的党群机关、人大、政协机关，各民主党派和工商联机关，以及列入参照国家公务员管理的其他单位机关工作人员和退休人员；审判机关、检察机关的工作人员和退休人员。

公务员医疗补助经费由同级财政列入当年财政预算，专款专用、单独建账、单独管理，与基本医疗保险基金分开核算。医疗补助经费主要用于三个方面：①基本医疗保险统筹基金最高支付限额以上，符合基本医疗保险用药、诊疗范围和医疗服务设施标准的医疗费用补助；②基本医疗保险支付范围内，个人支付超过一定数额的医疗费用补助；③中央和省级人民政府规定享受医疗照顾的人员，在就诊、住院时按规定补助的医疗费用。

### （二）企业补充医疗保险

企业补充医疗保险是企业在参加城镇职工基本医疗保险的基础上，国家给予政策支持，由企业自主举办或参加的一种补充医疗保险。根据经办机构的不同，企业补充医疗保险主要有三种形式，即商业医疗保险机构举办、社会医疗保险机构经办、大集团和大企业自办。

2002 年 5 月 21 日，财政部、劳动和社会保障部发布《关于企业补充医疗保险有关问题的通知》指出，按规定参加各项社会保险并按时足额缴纳社会保险费的企业，可自主决定是否建立补充医疗保险；企业补充医疗保险费在工资总额 4% 以内的部分，企业可直接从成本中列支，不再经同级财政部门审批；企业补充医疗保险的资金由企业或行业集中使用和管理，单独建账，单独管理，用于本企业个人负担较重职工和退休人员的医药费补助，不得划入基本医疗保险个人账户，也不得另行建立个人账户或变相用于职工其他方面的开支。

### （三）大额医疗费用互助制度

大额医疗费用互助制度是参加基本医疗保险的职工和退休人员参加的一种基本医疗保险的补充形式，覆盖范围不包括参加国家公务员医疗补助的用人单位及其职工和退休人员。大额医疗费用互助基金由用人单位、职工及退休人员按一定比例共同缴纳，资金不足时财政可以给予一定的补贴。大额医疗费用互助基金通常实行以市（地）为单位统筹、集中管理的方式，主要用于支付门诊大额医疗费用、统筹基金最高支付限额以上的部分医疗费用。

### 三、商业健康保险

商业健康保险是由商业保险机构对因健康原因和医疗行为导致的损失给付保险金的保险，主要包括医疗保险、疾病保险、失能收入损失保险、护理保险以及相关的医疗意外保险、医疗责任保险等。

商业健康保险与基本医疗保险的区别表现在三个方面：①商业健康保险是商业保险公司经营的、营利性的健康保障；而基本医疗保险是国家或地方通过立法强制执行的，同时作为一种社会福利事业，具有非营利性质。②商业健康保险的作用在于当投保人因意外伤害或疾病而支出医疗费用时，可获得一定的经济补偿以减轻损失；基本医疗保险实际上是国民收入再分配。③商业健康保险的权利与义务是建立在合同关系和缴纳保险费基础上的；而基本医疗保险费用由参保人和用人单位（政府）共同缴纳，体现权利与义务的统一。

2014年，《国务院办公厅关于加快发展商业健康保险的若干意见》指出，加快发展商业健康保险，有利于与基本医疗保险衔接互补、形成合力，夯实多层次医疗保障体系，满足人民群众多样化的健康保障需求；有利于促进健康服务业发展，增加医疗卫生服务资源供给，推动健全医疗卫生服务体系；有利于处理好政府和市场的关系，提升医疗保障服务效率和质量；有利于创新医疗卫生治理体制，提升医疗卫生治理能力现代化水平；有利于稳增长、促改革、调结构、惠民生。

充分发挥商业保险机构专业优势，推动完善医疗保障服务体系。一是全面推进并规范商业保险机构承办城乡居民大病保险。遵循收支平衡、保本微利的原则，全面推进商业保险机构受托承办城乡居民大病保险，发挥市场机制作用，提高大病保险的运行效率、服务水平和质量。规范商业保险机构承办服务，规范招投标流程和保险合同，明确结余率和盈利率控制标准，与基本医保和医疗救助相衔接，提供"一站式"服务。逐步提高城乡居民大病保险统筹层次，建立健全独立核算、医疗费用控制等管理办法，增强抗风险能力。二是稳步推进商业保险机构参与各类医疗保险经办服务。加大政府购买服务力度，按照管办分开、政事分开要求，引入竞争机制，通过招标等方式，鼓励有资质的商业保险机构参与各类医疗保险经办服务，降低运行成本，提升管理效率和服务质量。规范经办服务协议，建立激励和约束相结合的评价机制。要综合考虑基金规模、参保人数、服务内容等因素，科学确定商业保险机构经办基本医保费用标准，并建立与人力成本、物价涨跌等因素相挂钩的动态调整机制。三是完善商业保险机构和医疗卫生机构合作机制。鼓励各类医疗机构与商业保险机构合作，成为商业保险机构定点医疗机构。利用商业健康保险公司的专业知识，发挥其第三方购买者的作用，帮助缓解医患信息不对称和医患矛盾问题。发挥商业健康保险费率调节机制对医疗费用和风险管控的正向激励作用，有效降低不合理的医疗费用支出。在开展城乡居民大病保险和各类医疗保险经办服务的地区，强化商业保险机构对定点医疗机构医疗费用的监督控制和评价，增强医保基金使用的科学性和合理性。

为了推动商业健康保险的发展，财政部于 2015 年年末发布、并于 2016 年 1 月 1 日执行的《关于实施商业健康保险个人所得税政策试点的通知》明确规定，试点地区的个人购买符合规定的健康保险产品的支出，按照每年 2 400 元的限额标准在个人所得税前予以扣除。具体扣除的方式有以下几点：①取得工资薪金所得或连续性劳务报酬所得的个人，自行购买符合规定的健康保险产品的，应当及时向代扣代缴单位提供保单凭证。扣缴单位自个人提交保单凭证的次月起，在不超过每月 200 元的标准内按月扣除，一年内保费金额超过 2 400 元的部分，不得税前扣除。②单位统一组织为员工购买或者单位和个人共同负担购买符合规定的健康保险产品，单位负担部分应当实名计入个人工资薪金明细清单，视同个人购买，并自购买产品次月起，在不超过每月 200 元的标准内按月扣除，一年内保费金额超过 2 400 元的部分，不得税前扣除。③个体工商户业主、企事业单位承包承租经营者、个人独资和合伙企业投资者自行购买符合条件的健康保险产品的，在不超过每年 2 400 元的标准内据实扣除，一年内保费金额超过 2 400 元的部分，不得税前扣除。

## 四、医疗保险支付方式

医疗保险支付方式是指参保人在接受医疗服务提供者的服务后，由医疗保障机构作为第三方代替参保人向医疗服务提供者支付医药费用的方法。参保人、医疗服务提供方和医疗保障机构在服务提供过程中的关注点不同。医疗保障机构希望医疗服务提供方为参保人提供既经济又实惠的服务；参保人希望得到最大满足的医疗服务，从而使自己缴费收益最大化；而医疗服务提供方则希望将服务转化为最大的经济效益。因为医疗服务领域的信息不对称，提供什么样的服务和提供多少服务都是医疗服务提供方决定，第三方付费不可避免地存在一定的风险。支付方式是规范医疗行为、配置卫生资源的一种有力的政策工具，通过支付方式改革，希望达到控制费用、提高服务质量和效率、降低管理成本等目标。目前国际上通行的医疗费用支付方式主要有五种类型，即按服务项目付费、按住院床日付费、按病种付费、按人头付费和总额预付制。

### （一）按服务项目付费

按服务项目付费是所有费用支付方式中最传统、运用最广泛的一种，是在医疗保障的实施中，对医疗服务过程的每一个服务项目制定价格标准，参保人在接受医疗服务后，按各服务项目的价格和数量计算医疗费用总额，然后由医疗保障机构按照相关规定向医疗服务提供者支付医疗费用的方法。所支付的医疗费用总额取决于各服务项目的价格标准和实际服务量。在医保支付方式改革前，我国基本医疗保险主要采用这种付费方式，随着支付方式改革的推进，近年来逐渐实行多种支付方式并存的混合支付方式。商业健康保险仍以按服务项目付费方式为主。

优点：参保人的医疗服务需求容易得到满足，容易得到数量较多和方便及时的服务；在现行的医院盈利模式下，有利于调动医疗服务提供者的积极性；结算简单。

缺点：按服务项目支付属于后付制，只能在事后对医疗机构进行监督检查，可能产生诱导医疗现象；刺激医疗机构引入尖端诊疗设备和销售高价格药品，医疗费用难以控制；由于医疗服务项目种类繁多，所以，医疗服务价格制定工作量大，医疗保障机构审查工作量大，管理成本高。

### （二）按住院床日付费

按住院床日付费是医疗保障机构根据测算首先确定每一住院床日的费用支付标准，在参保人接受医疗服务提供者的服务后，由医疗保障机构根据参保人实际住院的总床日数支付医疗服务提供者医疗费用。按床日付费方式主要适用于床日费用比较稳定的病种，如精神疾病与老年护理服务。

优点：按住院床日付费具有预算性质，有利于医疗服务提供者降低服务成本，提高工作效率；支付标准单一、固定，减小医疗保障机构审查工作量，有利于降低管理成本。

　　缺点：按住院床日付费有刺激医疗服务提供者延长参保人住院时间的可能，不利于控制医疗费用；医疗服务提供者有可能减少必要的服务达到降低成本的目的，或者刺激医疗服务提供者收治病情较轻的参保人，拒收病情较重的参保人，从而损害参保人的利益。

### （三）按病种付费

1. 单病种付费

　　单病种付费是对单纯性疾病按照疾病分类确定支付限额的医疗费用的支付方式。

2. 按疾病诊断相关分组付费

　　按疾病诊断相关分组（Diagnostic Related Groups，DRGs），是根据疾病分类法将住院病人疾病按诊断分为若干组，每组又根据疾病的轻重程度及有无并发症分为几级，对每一组不同级别的病种分别制定不同的价格，并按该价格向医疗服务提供者一次性支付医疗费用。

　　单病种付费和DRGs付费都是以疾病诊断为基础的付费方式，其作用是控制每个病例的医疗费用总额，二者的共同点是对确定的病种，按照确定的医疗费用标准对医疗机构进行补偿，而不再是按诊疗过程中实施的每个服务项目进行支付，医疗保障机构实际支付额与参保人住院的病种有关，与医疗服务的实际成本无关。二者不同点是单病种付费的病种按疾病诊断确定，分类过多，可行性差；DRGs分组是在疾病诊断基础上再分级确定类别，类别数相对较少，可行性较高。

　　DRGs的优点：有利于促使医疗服务提供者提高工作效率、缩短住院天数，降低服务成本，减少诱导性医疗费用支出；促使医疗服务提供机构和医务人员不断提高诊疗水平，促进医疗质量的提高；促使医疗服务提供者和医疗保障机构加强科学化、标准化管理，不断提高管理水平。

　　DRGs的缺点：医疗服务提供者有可能减少对参保人的必要服务，降低服务成本，影响医疗服务质量；对信息系统和管理水平要求较高，管理成本高。

## 知识链接：关于 DRGs

DRGs 最早提出是在美国。1979 年，为科学地进行医疗评价，美国耶鲁大学卫生研究中心的 Bob Fetter 等人通过对 169 家医院 70 万份病历的分析研究，提出了一种新型的住院病人病例组合方案，并首次定名为 DRGs。DRGs 包含三方面的含义：第一，它是一种病人分类的方案，其核心思想是将具有某一方面相同特征的病例归为一组，以方便管理；第二，DRGs 分类的基础是病人的诊断，在此基础上考虑参保人的年龄、手术、并发症及合并症等情况的影响；第三，它把医院对病人的治疗和所发生的费用联系起来，从而为付费标准的制定尤其是预付费的实施提供了基础。

### （四）按人头付费

按人头付费是医疗保障机构按合同约定的时间，根据医疗服务提供者服务的参保人数和每个人的支付定额标准，预先支付一笔固定的费用给医疗服务提供者，医疗服务提供者提供按合同规定的一切服务，不再另行收费的方法。医疗服务机构的收入与其服务的参保人数成正比，服务的参保人数越多，医疗服务机构收入越高。

优点：对医疗费用控制力度高，有利于医疗服务提供者强化内部管理，增强费用控制意识，促使医疗服务提供者开展预防工作，以降低服务成本；适用范围广，服务成本低。

缺点：按人头付费实行定点医疗，相对减小了参保人对医疗服务的选择性；医疗服务提供者可能减少对参保人的服务数量，可能减少高新医疗技术的使用，可能拒收危重参保人就医。

## 知识链接：英国初级卫生保健的按人头付费

英国实行社区全科医师首诊制，社区全科医师发挥了民众健康"守门人"的作用。全科医师的收入，一部分来自初级卫生保健信托提供的底薪，大部分要通过"按人头付费"的方式获得，即根据每位全科医师所获得的注册服务的人数来计费，因此服务不佳的医生会因流失注册民众而减少收入，这种"钱随着患者走"的机制已被很多国家采纳。

### （五）总额预付制

总额预付制是医疗保障机构与医疗服务提供者协商确定以年度预算总额为最高限度的支付方式。总额预付制下，医疗服务提供者的收入不能随服务量的增长而增长，一旦出现亏损，医疗保障机构不再追加支付，亏损部分由医院自付。合理确定预算是实施此种支付方式的关键。

优点：不需要复杂的测算，管理成本低；有利于促使医疗服务提供者降低服务成本，提高资源利用率，促进资源合理配置；医疗费用容易得到控制。

缺点：可能降低医疗服务提供者提供服务的积极性和主动性，出现服务质量下降现象；医疗服务提供者可能主动减少医疗服务的供给，减少高新技术和设备的使用，可能阻碍医疗技术的更新和发展；确定预算总额有一定的难度，并非是用于所有医疗机构，在实际操作中出现超过预算的医疗费用，如何确定医疗保障机构和医疗服务提供者的分担比例，也存在现实困难。

上述五种费用支付方式可以归结为后付制和预付制两大类。按服务项目付费是典型的后付制，其他四种都为预付制。每一种付费方式都是既有优点又有缺点，医保支付方式改革的趋势是预付制与后付制相结合，实行混合支付制度。大多数支付方式可以与其他方式配合，以消除某单一方式的负面效应而保留综合优势。例如美国推行的按疾病诊断相关分组付费方式也仅仅覆盖大约80%的病种，其他20%的病种还必须通过其他方式，如按服务项目付费来解决。总体而言，预付制方法正逐渐成为付费方式的主流，相较于后付制而言，预付制更能调动医疗服务提供者参与风险管理的积极性，同时又容易达到控制费用增长的目的。然而，不论选用何种支付方式，都存在因信息不对称而影响最终实施效果的风险，如果没有科学的监督管理，将无法达到预期目的。因此，医疗保障机构对医疗服务提供者的监管应从事后监管转向对医疗服务的全程监管，充分利用信息管理系统，根据相关医疗质量控制标准，实现实时监控，全程跟踪。通过加强监督考核促使医疗机构进行自我管理。

自 2009 年医改以来，我国基本医疗保险覆盖面不断扩大，参保人员医疗保障水平不断提高，基本医疗保险制度在保障参保人员基本医疗需求、提高群众健康水平等方面发挥了重要作用，但也面临医疗费用不合理增长、基金运行压力增大等问题，存在中长期不可持续的风险。不合理增长的医疗费用部分抵消了政府投入的效果，加重了社会和个人的负担。2017 年财政部等三部委发布《关于加强基本医疗保险基金预算管理发挥医疗保险基金控费作用的意见》，提出要全面改革支付方式。各统筹地区要结合本地实际，全面实施以总额预算为基础，门诊按人头付费，住院按病种、按疾病诊断相关分组（DRGs）、按床日付费等多种方式相结合，适应不同人群、不同疾病及医疗服务特点的复合支付方式，逐步减少按项目付费，将支付方式改革覆盖所有医疗机构和医疗服务。充分发挥基本医疗保险激励约束和控制医疗费用不合理增长的作用，促进医疗机构和医务人员主动控制成本和费用，提高医疗资源和基金使用效率，从源头上减轻参保人员医药费用负担。各统筹地区要按要求制定出台全面推进基本医疗保险支付方式的改革实施方案，要对支付方式改革效果进行定期评估，并及时改进完善。要建立质量控制机制。完善服务协议管理和定点医疗机构考核办法，在全面改革支付方式的同时，建立健全对定点医疗机构服务数量及质量的考核评价机制。适应不同支付方式的特点，完善考核办法，并将考核结果与基金支付挂钩，避免医疗机构为控制成本推诿病人、减少必要

服务或降低服务质量。要建立激励约束机制。建立健全"结余留用、合理
超支分担"的激励约束机制，激励医疗机构提高服务效率和质量。实行按
病种付费、按人头付费、按床日付费等支付方式的地区，医疗机构实际发
生费用低于约定支付标准的，结余部分由医疗机构留用；实际费用超过约
定支付标准的，超出部分由医疗机构承担，对于合理超支部分，可在协商
谈判基础上，由医疗机构和医疗保险基金分担。要建立谈判协商机制。统
筹地区人力资源社会保障、卫生计生、财政等相关部门应指导基本医疗保
险经办机构与定点医疗机构建立谈判协商机制，鼓励参保人员代表参与谈
判协商过程。支付方式改革方案要确保医疗保险基金可承受、群众负担总
体不增加、医疗机构有激励。坚持公平、公正、公开，要确保定点医疗机
构参与支付方式改革方案制定及实施全过程。要同步推进配套改革。按照
国务院统一部署，大力推动医保、医疗、医药"三医"联动改革，加快推
进公立医院和基层医疗卫生机构体制机制改革，改革医疗服务价格形成机
制，制定医疗保险药品支付标准，大力整顿药品生产流通秩序，采取综合
措施，有效控制医疗费用不合理增长。

## 第三节　完善药品供应保障体系

药品供应保障体系建设是推动"医疗、医保、医药"三医联动改革的
关键，是全面实现 2020 年建成中国特色基本医疗卫生制度的重要保障。

### 一、国家基本药物制度

基本药物的概念由世界卫生组织于 1977 年提出，是指那些满足人群
卫生保健优先需要的药品。对基本药物的遴选考虑到了患病率、安全性、
药效以及相对成本效益。在一个正常运转的医疗卫生体系中，基本药物在
任何时候都应有足够数量的可获得性，其剂型是适当的，其质量是有保障
的，其价格是个人和社区能够承受的。我国于 1979 年引入基本药物概念，

1982 年公布第一版国家基本药物目录，到 2004 年共进行过 5 次调整，但由于配套政策体系尚未健全，基本药物只是一个概念，而不是一种有效的公共政策。2009 年新医改方案中正式提出加快建立以国家基本药物制度为基础的药品供应保障体系，保障公众用药安全。

国家基本药物制度是对基本药物的遴选、生产、流通、使用、定价、报销、监测评价等环节实施有效管理的制度，与公共卫生、医疗服务、医疗保障体系相衔接。

2009 年，卫生部等多部委发布的《关于建立国家基本药物制度的实施意见》中提出，基本药物制度建设目标是：2009 年，每个省（区、市）在 30% 的政府办城市社区卫生服务机构和县（基层医疗卫生机构）实施基本药物制度，包括实行省级集中网上公开招标采购、统一配送，全部配备使用基本药物并实现零差率销售；到 2011 年，初步建立国家基本药物制度；到 2020 年，全面实施规范的、覆盖城乡的国家基本药物制度。然而，2009 年的建设目标当年未能如期完成，推迟至 2010 年 3 月。到 2010 年年底，全国 57% 的政府办基层医疗卫生机构实施了基本药物制度。

国家基本药物目录的制定是在充分考虑我国现阶段基本国情和基本医疗保障制度保障能力的基础上，按照防治必需、安全有效、价格合理、使用方便、中西药并重、基本保障、临床首选的原则，结合我国用药特点和基层医疗卫生机构配备的要求，参照国际经验，合理确定我国基本药物品种（剂型）和数量。国家基本药物目录在保持数量相对稳定的基础上，根据经济社会的发展、医疗保障水平、疾病谱变化、基本医疗卫生需求、科学技术进步等情况，实行动态调整管理，不断优化基本药物品种、类别与结构比例。国家基本药物目录原则上每 3 年调整一次。国家基本药物目录中的药品包括化学药品、生物制品、中成药和中药饮片。《国家基本药物目录（基层医疗卫生机构配备使用部分）》（2009 年版）自 2009 年 9 月 21 日起施行，该版本目录中的化学药品和生物制品主要依据临床药理学分类，共 205 个品种；中成药主要依据功能分类，共 102 个品种；中药饮片不列具体品种，用文字表述。国家基本药物目录是医疗机构配备使用药品的依据。主要包括两个部分，即基层医疗卫生机构配备使用部分和其他医疗机构配备使用部分。2009年只公布了基层医疗卫生机构配备使用部分。《国家基本药物目录》（2012年版）于2013年5月1日起施行，《国家基本药物目录（基层医疗卫生机构配备使用部分）》（2009年版）同时废止，新版本的目录中的化学药品和生物制品主要依据临床药理学分类，共317个品种；中成药主要依据功能分类，共203个品种；中药饮片不列具体品种，用文字表述。新医改后，前后两版国家基本药物目录的发布和实施对推动基层医疗卫生机构综合改革发挥了重要作用，促进了公立医院优先配备、合理使用基本药物。目录的结构趋于完整、剂型规格得到优化、并兼顾儿童等特殊人群用药，与常见病、慢性病和重大疾病保障做到了很好的衔接。

基本药物在医疗机构实行零差率销售，取消15%药品加成，基本药物制度的实施有效地遏制了以药养医现象，使医疗卫生事业的公益性进一步彰显。随着新医改的不断推进，越来越多的地区实行医药分开，北京市自2017年4月8日全面实施医药分开综合改革，北京所有公立医疗机构都将取消挂号费、诊疗费，取消药品加成，设立医事服务费。同时，435项医疗服务价格将进行规范调整。长期以来，以药养医被认为是看病贵的重要原因之一，针对这一问题，国家和地方进行了多种形式的医药分开改革探索。医药分开根本目标是引导医生能够为患者提供最适宜的诊疗服务。与基本药物制度一样，医药分开改革政策的实施也需要相关配套政策的实施，包括建立长效补偿机制，保障公立医疗机构正常运营；完善药品价格形成机制，科学制定药品价格；实施收入分配改革与人事制度改革，调动医务人员工作积极性。

## 二、规范药品流通秩序

### （一）药品集中采购

完善药品集中采购工作是深化医药卫生体制改革的重要内容和关键环

节，对于规范药品流通秩序，建立健全以基本药物制度为基础的药品供应保障体系具有重要意义。按照市场在资源配置中起决定性作用和更好发挥政府作用的总要求，借鉴国际药品采购通行做法，坚持以省（区、市）为单位的网上药品集中采购方向，实行一个平台、上下联动、公开透明、分类采购，采取招生产企业、招采合一、量价挂钩、双信封制、全程监控等措施，加强药品采购全过程综合监管，切实保障药品质量和供应。

药品集中采购有利于降低药品虚高价格，减轻人民群众用药负担；有利于破除以药补医机制；有利于预防和遏制药品购销领域腐败行为，抵制商业贿赂；有利于推动药品生产流通企业整合重组、公平竞争，促进医药产业健康发展。

1. 集中采购

药品集中采购按药品类别实行分类采购具体分类如下。

（1）对临床用量大、采购金额高、多家企业生产的基本药物和非专利药品，发挥省级集中批量采购优势，由省级药品采购机构采取双信封制公开招标采购。

（2）对部分专利药品、独家生产药品，建立公开透明、多方参与的价格谈判机制。谈判结果在国家药品供应保障综合管理信息平台上公布。

（3）对妇儿专科非专利药品、急（抢）救药品、基础输液、临床用量小的药品（上述药品的具体范围由各省区市确定）和常用低价药品，实行集中挂网，由医院直接采购。

（4）对临床必需、用量小、市场供应短缺的药品，由国家招标定点生产、议价采购。

（5）对麻醉药品、精神药品、防治传染病和寄生虫病的免费用药、国家免疫规划疫苗、计划生育药品及中药饮片，按国家现行规定采购，确保公开透明。

2. 阳光采购

为了更好地执行药品集中采购，北京市于2017年4月8日全面实施药品阳光采购。全市所有公立医疗机构在用的所有药品（毒麻精放药品、国家免疫规划疫苗、中药饮片等不在采购范围内的药品除外）全部纳入阳光采购范围。北京市药品阳光采购工作按照质量、需求、价格相统一的原则，实行"药品分类采购、坚持质量优先、价格有升有降"，即通过结合市场实际供求状况，科学设计药品采购规则，确保药品质量，保障药品供应。与药品集中采购时实行分类采购一样，阳光采购的具体做法是将药品分成以下 3 类。

（1）对市场供应充足、竞争充分的常用药品，动态联动全国各省级药品集中采购价格，并将其作为重要谈判依据，进一步降低药品虚高价格，引导北京市同种药品价格始终处于全国较低水平。

（2）短缺药品主要是把确保临床用药供应放在第一位，合理提高药品价格，特别是提高全国性、地域性短缺的药品价格，能够在货源短缺的情况下有效占有市场购买先机，同时也能够促进企业积极生产。

（3）低价药品按照国家相关政策，鼓励企业更多生产和临床更多使用低价药品，以达到降低医疗总费用的目的。价格上在不违反国家低价药品政策基础上，避免廉价药品退市风险，医疗机构参考周边省市实际供货价格，随行就市与生产企业谈判，形成供货价格。特别对百姓关注度较高的优质品牌中成药，由于原料价格的逐年上涨，近年来这一类药品的全国价格都已经普遍上调，为保证药品质量，药品价格不唯低价论，避免劣币驱除良币，此类药品在改革后价格有所上涨，但价格水平均处于全国或区域的较低水平。

### （二）药品流通的两票制

"两票制"是指从药品生产企业到流通企业开一次发票，从流通企业到医疗机构开一次发票。以"两票"替代目前常见的七票、八票，减少流通环节的层层盘剥，并且每个品种的一级经销商不得超过 2 个。为应对自然灾害、重大疫情、重大突发事件和病人急（抢）救等特殊情况，紧急采购药品或国家医药储备药品，可特殊处理。麻醉药品和第一类精神药品的流通经营仍按国家现行规定执行。在公立医疗机构药品采购中推行"两票制"是深化医药卫生体制改革、促进医药产业健康发展的重大举措，是规范药品流通秩序、压缩流通环节、降低虚高药价的重要抓手，是净化流通环境、打击"过票洗钱"、强化医药市场监督管理的有效手段，是保障城乡居民用药安全、维护人民健康的必然要求。

2016 年 12 月，国务院医改办会同国家卫生计生委等 8 部门联合下发《关于在公立医疗机构药品采购中推行"两票制"的实施意见（试行）》，该实施意见明确提出，公立医疗机构药品采购中逐步推行"两票制"，鼓励其他医疗机构药品采购中推行"两票制"。综合医改试点省（区、市）和公立医院改革试点城市要率先推行"两票制"，鼓励其他地区执行"两票制"，争取到 2018 年在全国全面推开。

# 第五章 打造健康生态环境 建设和谐宜居社区

## 本章导读

中国共产党第十八次全国代表大会首次提出"美丽中国"这一概念，强调把生态文明建设放在突出地位，体现了尊重自然、顺应自然、保护自然的理念。生态环境对人类健康产生重大影响，环境变化引发气候变化，本章中"关于气候变化和健康的10个事实"充分说明环境保护的重要性和必要性。健康中国建设，不仅需要良好的生态环境，更需要营造安全放心的食品药品消费环境。需加强卫生综合监管，减少食品安全问题，共同促进和谐宜居社区建设。

人类每天都依靠生物多样性来保持生存和健康，空气、水、食物和药品都是健康地球的副产品。然而，地球生物多样性正在受到威胁，砍伐森林、污染、温室气体排放和其他现代生活因素正在灭绝物种并以前所未有的速度破坏生态系统。人类今天面临的卫生挑战，包括传染病、营养不良和非传染性疾病等，都与生物多样性和生态系统的退化有关。

## 第一节 生态环境与健康

我国经济社会的快速发展对自然生态系统形成了巨大压力，人口、经济、资源环境协调发展面临严峻挑战。加强生态保护与建设，提高生态承载力，是加快转变经济发展方式，建设生态文明，实现科学发展的重要内容；是促进全面建设小康社会，建设美丽中国，实现中华民族可持续发展的根本要求。

## 一、生态问题

生态环境是人类生存和发展的基本条件，是经济、社会发展的基础。保护和建设好生态环境，实现可持续发展，是我国现代化建设中必须始终坚持的一项基本方针。现阶段，我国面临的主要生态问题体现在以下几个方面。

1. 生态空间遭受持续威胁

城镇化、工业化、基础设施建设、农业开垦等开发建设活动占用生态空间；生态空间破碎化加剧，交通基础设施建设、河流水电水资源开发和工矿开发建设，直接割裂生物生境的整体性和连通性；生态破坏事件时有发生。

2. 生态系统质量和服务功能低

低质量生态系统分布广，森林、灌丛、草地生态系统质量为低差等级的面积比例分别高达 43.7%、60.3%、68.2%。全国土壤侵蚀、土地沙化等问题突出，城镇地区生态产品供给不足，绿地面积小而散，水系人工化严重，生态系统缓解城市热岛效应、净化空气的作用十分有限。

3. 生物多样性加速下降的总体趋势尚未得到有效遏制

资源过度利用、工程建设以及气候变化影响物种生存和生物资源可持续利用。我国高等植物受威胁比例达 11%，特有高等植物受威胁比例高达 65.4%，脊椎动物受威胁比例达 21.4%；遗传资源丧失和流失严重，60%~70% 的野生稻分布点已经消失；外来入侵物种危害严重，常年大面积发生危害的超过 100 种。

## 二、生态环境的改变与健康

人类对环境的大规模改造使得健康问题凸显。随着森林遭到破坏，蚊子的多样性也有所下降，只有蚊子中最强悍的物种得以幸存，然而，森林中最强悍的蚊子物种通常是传播疟疾的最佳媒介；我们与野生动植物的接触越来越密切，由此产生了埃博拉病毒的病原体。

人类活动正在影响全球气候，对公共卫生造成严重影响。极端的天气事件、影响食物和水供应的多变气候、传染病暴发的新模式以及与生态系统变化相关的新型疾病，都与全球变暖相关联并造成健康风险。气候变化已经在产生健康影响：死于超常热浪的人数增多，水灾等自然灾害不断增多，疟疾等威胁生命的病媒传播疾病的规律正在改变。气候变化将以极为不利的方式影响健康问题的社会和环境决定因素：食物、空气和水。为了获得食物，对土地和水资源的争夺也愈演愈烈。

### （一）大气污染问题

大气污染是指大气中一些物质的含量达到有害的程度以致破坏生态系统和人类正常生存和发展的条件，对人或物造成危害的现象。这些物质被称为大气污染物。大气污染物由人为源（如工厂废气排放、汽车尾气等）或者天然源（如火山喷发等）进入大气（输入），参与大气的循环过程，经过一定的滞留时间之后，又通过大气中的化学反应、生物活动和物理沉降从大气中去除（输出）。如果输出速率小于输入速率，就会在大气中相对集聚，造成大气中某种物质的浓度升高。当浓度升高到一定程度时，就会直接或间接地对人、生物或材料等造成急性、慢性危害，大气就被污染了。

常见的大气污染物主要分为气溶胶状态污染物和气体状态污染物，也就是有害颗粒物和有害气体。我们常说的可吸入粒子 PM10（直径小于或等于 10 微米的颗粒物）和 PM2.5（直径小于或等于 2.5 微米的颗粒物）都是气溶胶状态污染物。而气体状态污染物则主要包括含硫化合物、含氮化合物、碳的氧化物、碳氢化合物等。

全世界每年约有 300 万例死亡与室外空气污染有关。室内空气污染也同样可以致命。2012 年，估计有 650 万例死亡（占全球总死亡人数的 11.6%）与室内和室外空气污染有关。将近 90% 的空气污染相关死亡发生在低收入和中等收入国家，且近 2/3 在东南亚区域和西太平洋区域。

94% 是由非传染性疾病导致，尤其是心血管病、中风、慢性阻塞性肺病和肺癌。空气污染还增加严重急性呼吸道感染的风险。我国大气污染情况十分严重，区域性、复合型大气污染问题日益突出。大气污染对人体健康的危害是不容小觑的。大气污染对人体健康的危害后果体现为急性中毒、慢性中毒和基因突变。

空气中的大气污染物当达到一定浓度时，便有可能引起人群的急性中毒。虽然在大多情况下，大气中的污染物并不会引起急性中毒，但如果大气污染物在低浓度、长时间连续作用于人体后，人体呼吸系统疾病的患病率会大大升高，我国城市居民呼吸系统疾病患病率明显高于郊区以及农村。大气污染物如果长期作用于机体，就会损害体内遗传物质，引起基因突变。若突变发生在一般组织细胞，引起生物体遗传物质突然发生改变，这种情况被称为致突变作用；若突变发生在生殖细胞上，引起后代机体异常，这种情况被称为致畸作用；若突变致使组织细胞癌变，诱发形成恶性肿瘤，则被称为致癌作用。

## （二）水污染问题

水是生命的源泉，是生命存在与经济发展的必要条件。气候变化、人口增长和城市化给水供应系统带来了巨大挑战，水资源稀缺日益加剧。到 2025 年以前，全世界有半数人口将生活在水资源紧张的地区，在低收入和中等收入国家，38% 的卫生保健机构没有任何水源，19% 没有改善的卫生设施，35% 缺乏洗手用水。

我国的水资源总量较为丰富，淡水资源总量为 2.8 万亿立方米，在世界上仅次于巴西、俄罗斯、加拿大、美国和印尼而位居第 6 位。但人均水资源量只有 2 300 立方米，仅为世界人均水量的 1/4，被联合国列为贫水国家之一，许多地区已出现水资源短缺影响人民生活、制约经济发展的局面。

水污染是由有害化学物质造成水的使用价值降低或丧失。污水中的酸、碱、氧化剂，以及铜、镉、汞、砷等化合物，苯、二氯乙烷、乙二醇等有机毒物，会毒死水生生物，水生生物分解将造成水质进一步恶化，从而影响饮用水源、风景区景观。全球有 6.63 亿人靠未经改善的水源生活，其中 1.59 亿人依靠地表水。全球近 20 亿人使用受粪便污染的饮用水源。受污染的水可以传播多种疾病，如腹泻、霍乱、痢疾、伤寒和脊髓灰质炎。受污染的饮用水估计每年造成超过 50 万例腹泻死亡，而且是几种被忽视的热带病的主要成因，包括肠道蠕虫、血吸虫病和沙眼（可导致盲症的一种眼部感染）。但是腹泻在很大程度上是可以预防的，如果解决这些危险因素，每年可以避免约 36.1 万例 5 岁以下儿童死亡。

当水、卫生设施和卫生服务缺乏时，卫生保健机构的患者和工作人员则处于感染和疾病的更大危险之中。在全球范围内，15% 的患者在住院期间发生感染，低收入国家的此类比例则大得多。在无法随时获得水供应的地方，人们可能不会把洗手看成一件大事，由此加大了罹患腹泻和其他疾病的可能。

在世界上的许多地方，在水中生息或繁殖的昆虫携带和传播各种疾病，如登革热等。这些昆虫中有些被称为病媒，它们在净水，而不是在脏水中繁殖，家用饮水容器可成为它们的繁殖地。盖好储水容器这一简单干预措施，就可减少病媒繁殖。为满足饮用水和灌溉需求，会不断发展水源的利用开发，人们会越来越依赖地下水和其他来源，包括废水资源。气候变化将使雨水收集量的波动幅度加大。为确保水的供应和质量，有必要改善对所有水资源的管理。

## （三）土壤污染问题

2005 年 4 月至 2013 年 12 月，我国开展了首次全国土壤污染状况调查。调查范围为中华人民共和国境内（未含香港特别行政区、澳门特别行政区和台湾地区）的陆地国土，调查点位覆盖全部耕地，部分林地、草地、未利用地和建设用地，实际调查面积约 630 万平方公里。调查结果显示，全国土壤环境状况总体不容乐观，部分地区土壤污染较重，耕地土壤环境质量堪忧，工矿业废弃地土壤环境问题突出。工矿业、农业等人为活动以及土壤环境背景值高是造成土壤污染或超标的主要原因。全国土壤

总的超标率为 16.1%，其中轻微、轻度、中度和重度污染点位比例分别为
11.2%、2.3%、1.5% 和 1.1%。污染类型以无机型为主，有机型次之，复合
型污染所占比例较小，无机污染物超标点位数占全部超标点位的 82.8%。

　　土壤污染的类型包括无机污染物、有机污染物、重金属污染、固体废
物污染、病原微生物污染和放射性污染。被病原微生物污染的土壤能传播
伤寒、副伤寒、痢疾、病毒性肝炎等传染病。有些人畜共患的传染病或与
动物有关的疾病，也可通过土壤传染给人。土壤被有毒化学物污染后，对
人们的影响大多是间接的，主要是通过农作物、地面水或地下水对人体产
生影响。土壤被放射性物质污染后，通过放射性衰变，能产生 a、β、γ
射线。这些射线对机体既可造成外照射损伤，又可通过饮食或呼吸进入人
体，造成内照射损伤，使受害者头昏、疲乏无力、脱发、白细胞减少或增
多，发生癌变等。被有机废弃物污染的土壤还容易腐败分解，散发出恶
臭，污染空气。

　　如果大气和水体受到污染，切断污染源之后通过稀释作用和自净化作
用也有可能使污染问题不断逆转，但是积累在污染土壤中的难降解污染物
则很难靠稀释作用和自净化作用来消除。土壤污染一旦发生，仅仅依靠切
断污染源的方法往往很难恢复，有时要靠换土、淋洗土壤等方法才能解决
问题，其他治理技术可能见效更慢。因此，治理污染土壤通常成本较高、
治理周期较长。

## 知识链接：关于气候变化和健康的 10 个事实

　　事实 1：在过去 50 年期间，人类活动——尤其是燃烧矿物燃料，释
放了大量二氧化碳及其他温室气体，足以影响全球气候。大气层的二氧
化碳浓度比工业时代之前增加了 30% 以上，使更多的热量停留在大气下
层。所造成的全球气候变化带来一系列健康风险，包括从极度高温造成
死亡到传染病规律改变。

事实2：从热带到南北极，气候和天气对人类生活具有强大的直接影响和间接影响。极端天气，例如暴雨、洪水以及2005年8月席卷美国新奥尔良的卡特里娜飓风等事件，危及健康并破坏财产和生计。20世纪90年代，与天气相关的自然灾害在全球范围造成约60万人死亡，其中约95%发生在贫穷国家。

事实3：强烈的短期天气波动也可严重影响健康：会造成中暑或体温过低，并产生可增加心脏病和呼吸道疾病死亡率的各种反应。2003年夏季，西欧创纪录的高温使死亡人数达到高峰，比往年同期多7万例以上。

事实4：在极热的天气中，花粉及其他过敏原的水平也较高，这可引起哮喘，而目前有3亿人罹患哮喘。气温升高将增加这方面的负担。

事实5：海平面上升是全球变暖的另一个结果，增加了沿海地区水灾的危险，并可迫使人群流离失所。现在，世界人口的半数以上居住在离海岸60公里以内的地区。水灾可直接造成伤害和死亡，并可增加感染水源性和病媒传播疾病的风险。人群流离失所可加剧紧张局势并可能造成冲突。

事实6：更多变的降雨模式很可能会危及淡水的供应。全球缺水已经影响到每10个人中的4个人。缺水和水质量低下可危及健康和卫生。这会使每年造成约220万人死亡的腹泻风险以及沙眼及其他疾病的风险升高。

事实7：缺水迫使人们长距离运水并在家中蓄水。这可增加家庭水污染的危险，引起疾病并为蚊虫提供繁殖场所，而蚊虫是疟疾、登革热及其他令人备受折磨的疾病的传播媒介。

事实8：气候条件影响通过水和蚊虫等病媒传播的疾病。对气候敏感的疾病是全球最主要的杀手之一。仅腹泻、疟疾和蛋白能量营养不良，2004年在全球造成超过300万例死亡，其中三分之一以上的死亡发生在非洲。

事实9：营养不良每年造成约350万例死亡，原因是缺少维持生命所需的足够营养并因此不能抵御疟疾、腹泻和呼吸道疾病等传染病。地球气温升高和更多变的降雨预计将使许多热带发展中地区的作物产量下降，而这些地区的食品安全情况已经很糟。

事实10：采取步骤减少温室气体排放或减轻气候变化对健康的影响，也可有其他方面的积极健康效果。例如，促进安全使用公共交通和主动活动——例如用自行车或步行替代私人汽车，可减少二氧化碳排放并改善大众健康。这些方法不仅可避免交通伤害，而且可减少空气污染及相关的呼吸道和心血管疾病，并提高身体活动水平，从而降低整体死亡率。

### 三、生态文明建设

世界卫生组织发布的题为《不要污染我的未来！环境对儿童健康的影响》报告中指出，五岁以下儿童死亡中有四分之一以上由不健康的环境造成。环境危险（如室内和室外空气污染、二手烟雾、不安全饮用水、缺乏卫生设施和卫生状况欠佳）每年夺走170万名五岁以下儿童的生命。

2012年党的十八大首次把"美丽中国"作为生态文明建设的宏伟目标，把生态文明建设摆上了中国特色社会主义五位一体总体布局的战略位置。2013年2月，联合国环境规划署第27次理事会通过了推广中国生态文明理念的决定草案，标志着中国生态文明的理论与实践在国际社会得到认同与支持。党的十八大以来，习近平总书记从中国特色社会主义事业总布局的战略高度，对生态文明建设提出了一系列新思想、新观点、新论断。这些重要论述为实现中华民族永续发展和中华民族伟大复兴的中国梦规划了蓝图，也为建设美丽中国提供了根本依据。

生态文明是人类社会进步的重大成果，是实现人与自然和谐发展的必然要求。建设生态文明，要以资源环境承载能力为基础，以自然规律为准则，以可持续发展、人与自然和谐为目标，建设生产发展、生活富裕、生态良好的文明社会。人与自然的关系是人类社会最基本的关系。自然界是人类社会产生、存在和发展的基础和前提。人类可以通过社会实践活动有目的地利用自然、改造自然，但人类归根到底是自然的一部分，在开发自然、利用自然的过程中，人类不能凌驾于自然之上，人类的行为方式必须符合自然规律，要尊重自然、顺应自然、保护自然。人与自然是相互依存、相互联系的整体，对自然界不能只讲索取不讲投入、只讲利用不讲建设。保护自然环境就是保护人类，建设生态文明就是造福人类。

加快推进生态文明建设是加快转变经济发展方式、提高发展质量和效益的内在要求，是坚持以人为本、促进社会和谐的必然选择，是全面建成小康社会、实现中华民族伟大复兴中国梦的时代抉择，是积极应对气候变化、维护全球生态安全的重大举措。要充分认识加快推进生态文明建设的极端重要性和紧迫性，切实增强责任感和使命感，牢固树立尊重自然、顺应自然、保护自然的理念，坚持绿水青山就是金山银山。

改革开放以来，我国经济建设取得了历史性成就，同时也积累了大量生态环境问题，成为明显的短板。各类环境污染呈高发态势，成为民生之患、民心之痛。随着社会发展和人民生活水平不断提高，人民群众对干净的水、清新的空气、安全的食品、优美的环境等的要求越来越高，生态环境在群众生活幸福指数中的地位不断凸显，环境问题日益成为重要的民生问题。老百姓过去"盼温饱"，现在"盼环保"；过去"求生存"，现在"求生态"。生态环境没有替代品，用之不觉，失之难存。保护生态环境，功在当代、利在千秋。必须清醒地认识保护生态环境、治理环境污染的紧迫性和艰巨性，清醒地认识到加强生态文明建设的重要性和必要性，全面推进生态文明建设，要坚持把节约优先、保护优先、自然恢复作为基本方针，把绿色发展、循环发展、低碳发展作为基本途径，把深化改革和创新驱动作为基本动力，把培育生态文化作为重要支撑，把重点突破和整体推进作为工作方式，使青山常在、清水常流、空气常新，让人民群众在良好的生态环境中生产、生活。

世界上许多国家包括一些发达国家，都走过先污染后治理的路子，在发展过程中把生态环境破坏了，搞了一堆没有价值甚至是破坏性的东西，再补回去，成本比当初创造的财富还要多。20 世纪发生在西方国家的"世界八大公害事件"，如洛杉矶光化学烟雾事件、伦敦烟雾事件、日本水俣病事件等，给生态环境和公众生活造成了巨大影响。有些国家和地区，像重金属污染区，水被污染了，土壤被污染了，到了积重难返的地步。西方传统工业化的迅猛发展在创造巨大物质财富的同时，也付出了十分沉重的生态环境代价，教训极为深刻。

中国是一个发展中大国，建设现代化国家，走欧美"先污染后治理"的老路是不行的，应探索走出一条环境保护新路。能源资源相对不足、生态环境承载力不强，已成为我国的基本国情。发达国家一两百年出现的环境问题，在我国改革开放 30 多年来的快速发展中集中显现，呈现明显的结构型、压缩型、复合型特点，老的环境问题尚未解决，新的环境问题接踵而至。要正确处理经济发展同生态环境保护之间的关系，更加自觉地推动绿色发展、循环发展、低碳发展，决不以牺牲环境、浪费资源为代价换取一时的经济增长。要协调推进新型工业化、信息化、城镇化、农业现代化和绿色化，走出一条经济发展和生态文明相辅相成、相得益彰的新发展道路，让良好生态环境成为人民生活质量的增长点，成为展现我国良好形象的发力点，让老百姓切实感受到经济发展带来的实实在在的环境效益，为子孙后代留下可持续发展的"绿色银行"。

## 第二节　卫生计生综合监管与健康

维护健康，需要良好的生态环境和安全的食品药品消费环境，加强卫生计生综合监管，形成全过程监管链条，健全从源头到消费全过程的监管格局，可有效保障食品药品安全，为民众健康生活保驾护航。

党的十八届三中全会提出，全面深化改革的总目标是完善和发展中国特色社会主义制度，推进国家治理体系和治理能力现代化。医疗卫生制度是现代国家制度的重要组成部分。2016 年 8 月，习近平总书记在首届全国卫生与健康大会上指出，要着力推进基本医疗卫生制度建设，努力在分级诊疗制度、现代医院管理制度、全民医保制度、药品供应保障制度、综合监管制度 5 项基本医疗卫生制度建设上取得突破。综合监管制度作为基本医疗卫生制度组成内容之一，担负着保障公众生命健康权益的重要责任。

卫生计生综合监管主要是依法组织部署和协调开展医疗卫生、公共卫生、计划生育、中医服务等卫生与健康领域综合监督管理与执法，依法依规查处违法行为。卫生综合监管要以人民健康为中心，主动适应群众健康需求，突出解决社会和群众反映强烈的重点问题，加强监督执法，有效遏制和减少损害群众健康权益违法行为的发生。

加强卫生计生综合监管是维护群众健康权益的重要保障。随着我国市场经济体制的推进，食品、药品、医药卫生与健康服务提供市场的内外环境发生了巨大变化；卫生计生综合监管目的在于纠正市场激励不当而导致的市场失灵现象。近年来，虚假医药广告、不合格疫苗、有毒有害食品、假劣药、非法行医等事件屡有发生，不仅严重损害公众健康权益，也不利于维护国家公信力。围绕社会高度关注、涉及公众切身利益的卫生计生突出问题，卫生计生综合监管部门需要大力开展专项整治和重点监督检查工作，依法查处各类案件，严厉打击违法行为，维护公众健康权益，促进经济社会协调发展。

加强卫生计生综合监管是深入推进依法行政的迫切要求。随着我国经济社会的发展，各类健康影响因素不断增加，危害群众健康的重大违法案件时有发生并引起社会高度关注。卫生计生监管工作点多面广线长，卫生计生监督机构性质不明确、执法权力分散、保障不到位、人员短缺和中医监督体系不完善等问题日益突出，现行卫生计生综合监督行政执法体制机制已明显不适应综合监管工作面临的新形势、新任务。因此，整合卫生计生监督行政执法资源、转变职能、综合执法、提高效率，在卫生计生领域内推进综合监管迫在眉睫。

为更好地维护公众健康权益，促进经济社会协调发展，需要加强卫生计生综合监管体系和制度建设，强化食品药品安全监管，具体包括以下几个方面。

## 一、推进综合监管制度建设，依法依规实施综合监管

推行全行业监管。着力完善综合监管法律法规体系，促进全行业监管，切实落实主体责任。加强综合监管机制建设，完善综合监管运行机制，做好职能衔接，增强综合监管合力，加强事中事后监管。进一步完善法律法规监督检查工作协调机制，强化综合监管。坚持法律法规落实情况监督检查与法制宣传引导相结合，引导卫生计生全行业自觉落实法律法规要求，提升依法行政能力和水平。

## 二、加大执法监督力度，有效维护群众健康权益

加强医疗服务监督。深入开展打击非法行医工作，加强医疗机构及医务人员依法执业的监督检查。加大违法行为查处力度，对违法问题久拖不决、屡查屡犯的，依法从重处罚。加大医疗卫生机构传染病防治和突发公共卫生事件应对监督。强化公共卫生监督。进一步加强生活饮用水卫生监督。全面落实公共场所卫生监督量化分级管理，加强公共场所控烟监督工作。开展学校卫生综合监督评价工作，对传染病预防控制、饮用水卫生和教学环境等进行系统评价。提升计划生育监督能力。加强中医服务监督。重点加强对中医诊所、以师承方式学习中医或者经多年实践，医术确有专长取得医师资格人员的监管。整顿和规范中医医疗服务市场秩序，严厉打击无证行医行为，查处重大违法案件。开展国家监督抽检。

## 三、加强卫生计生综合监管和执法监督体系建设，强化执法能力保障

构建科学有效的卫生计生综合监管和执法监督网络体系。科学合理地设置执法层级，强化顶层设计，筑牢织密网底，加快推进基层卫生和计划生育执法监督力量整合。充实配备监督执法人员。提升监督机构能力水平。

### 四、健全监督制度规范，完善监督机制

强化制度建设。以贯彻落实卫生计生法律法规为重点，加强重点领域和社会普遍关注领域违法问题监督和执法制度规范建设。探索加强监督机制新举措。

### 五、实施食品安全战略，完善食品安全法规制度

健全国家食品安全标准体系，完善标准管理制度，加快制定重金属、农药残留、兽药残留等重点食品安全标准。完善食品安全风险监测与评估工作网络，开展食品安全风险监测。建立健全食品安全事故流行病学调查机制，食源性疾病监测报告网络覆盖县乡村。实施国家药品标准提高行动计划，开展仿制药质量和疗效一致性评价。健全药品医疗器械监管技术支撑体系，提高检验检测能力，提升对药品、医疗器械不良反应事件的监测评价和风险预警水平。加强药物临床试验机构建设。健全严密高效、社会共治的食品药品安全治理体系。加大农村食品药品安全治理力度，完善对网络销售食品药品的监管。加强食品药品进口监管。

## 知识链接：运用法律工具改善健康

法律是各国在实现与卫生相关的可持续发展目标方面取得进展的重要工具。法律可以发挥协助保护健康的作用，而缺乏或忽视法律可能会使整个人口面临健康威胁。早在1875年，英国议会就通过了有关法律，要求业主提供适当的环卫、通风和排水设施，以阻止传染病蔓延；墨西哥2014年推出苏打税，力求减少加糖饮料消费；澳大利亚实行的烟草制品平装法律为各国努力降低吸烟率树立了榜样。遗憾的是，法律可能会损害而且确实已被用于损害健康：法律曾被用来监禁精神病患者并剥夺其权利和所需服务；在西非埃博拉疫情期间，由于旅行限制措施，医务人员无法进入受影响国家，从而延长了该病流行时间。但如运用得当，利用法律来保护、促进和推动健康权，法律就会成为有力的工具。

# 第三节　公共安全与和谐宜居社区

公共安全是政府和公众均关注的社会问题，是人类社会发展和进步的必要条件，对全社会成员的生存和生活质量有重要意义。

## 一、公共安全

所谓公共安全，是指社会和公众个体进行正常的生活、工作、学习、娱乐和交往所需要的稳定的外部环境和秩序。公共安全不能得到保障的社会，其居民的健康状况也难以得到保障，对公众健康影响最直接、发生频率较高的公共安全问题主要包括职业健康安全问题、道路安全问题、自杀和人际暴力。

### （一）职业健康安全

职业健康安全问题主要表现为工作中因环境及接触有害因素引起人体生理机能的变化。从事经济活动的人平均大约三分之一时间是在工作场所度过的，就业、工作条件、职业和在工作场所的职务对个体健康产生极大影响，良好的工作环境能避免身心危害，改善社会关系和员工自尊，产生积极的健康作用。而人在压力下或不稳定就业条件下工作可能会吸更多的烟，运动量减少，并会养成不健康的饮食习惯。工作场所的健康风险，例如高温、噪声、粉尘、有害化学物质、不安全的机器和心理压力等，会导致职业病，并可加剧其他健康问题。

癌症是全世界首要死因，全球范围内，所有癌症中的19%是由包括工作环境在内的环境因素引起，每年导致130万人死亡。世界卫生组织（WHO）国际癌症研究机构将107种物质、合剂及暴露环境归类为人类致癌物。包括各种形式的石棉以及在环境中发现的多种物质，例如，人工日光浴设备的紫外线辐射、铝和焦炭生产、钢铁铸造或橡胶生产行业。肺癌、间皮瘤和膀胱癌是最常见的职业性癌症。每十名肺癌死亡患者中就有一名与工作环境中的危险因素紧密相关。绝大部分职业性癌症暴露风险都可以预防。全世界约有 1.25 亿人暴露在工作场所的石棉中。据 WHO 估计，超过 10.7 万人死于职业暴露导致的石棉相关肺癌、间质瘤以及石棉肺。每三例职业性癌症死亡病例中，就有一例是由石棉引起的。我国《2014 年全国职业病报告》共报告职业病 29 972 例，其中，职业性尘肺病 26 873 例，占 89.7%，其后依次为急性职业中毒、慢性职业中毒、其他职业病。从行业分布看，煤炭开采和洗选业、有色金属矿采选业和开采辅助活动行业的职业病病例数较多，分别为 11 396 例、4 408 例和 2 935 例，共占全国报告职业病例数的 62.5%。中国目前正处于职业病的高发期和矛盾凸显期，职业病患者人数、累计病例死亡人数和新发病例均位居世界前位。职业病已经成为制约社会经济可持续发展的重要因素。职业病所造成的直接经济损失和间接经济损失巨大，给社会、劳动者及其家庭造成了沉重的经济负担。

《国家职业病防治规划（2016—2020 年）》提出，到 2020 年，建立健全用人单位负责、行政机关监管、行业自律、职工参与和社会监督的职业病防治工作格局。职业病防治法律、法规和标准体系基本完善，职业卫生监管水平明显提升，职业病防治服务能力显著增强，救治救助和工伤保险保障水平不断提高；职业病源头治理力度进一步加大，用人单位主体责任不断落实，工作场所作业环境有效改善，职业健康监护工作有序开展，劳动者的职业健康权益得到切实保障；接尘工龄不足 5 年的劳动者新发尘肺病报告例数占年度报告总例数的比例得到下降，重大急性职业病危害事故、慢性职业性化学中毒、急性职业性放射性疾病得到有效控制。为实现此目标，①落实用人单位主体责任。重点关注重点行业的用人单位职业病危害项目申报率，工作场所职业病危害因素定期检测率，接触职业病危害的劳动者在岗期间职业健康检查率，主要负责人、职业卫生管理人员职业卫生培训率，医疗卫生机构放射工作人员个人剂量监测率。②健全职业病防治体系。建立健全省、市、县三级职业病防治工作联席会议制度。明确承担本辖区内职业病诊断和健康检查工作的医疗卫生机构。③提高职业病监测能力。健全监测网络，提升职业病报告质量，初步建立职业病防治信息系统，实现部门间信息共享。④保障劳动者健康权益。劳动者参加工伤保险覆盖率依法应达到 80% 以上，逐步实现工伤保险与基本医疗保险、大病保险、医疗救助、社会慈善、商业保险等有效衔接，切实减轻职业病病人负担。

## （二）道路安全

道路交通事故是全球一项重要死亡原因，并且是 15~29 岁人群的主要死亡原因。根据世界卫生组织《2015 年全球道路安全现状报告》，自 2007 年以来，尽管全球人口和机动车数量都迅速增加，但道路交通死亡人数却趋于稳定。2013 年，全球大约 125 万人死于道路交通事故，还有另外 2 000 万 ~5 000 万的人遭受非致命伤害，许多人因伤害而出现残疾。道路交通伤害会对受害者、其家庭以及对整个国家造成重大经济损失。这些损失源于治疗费用（包括康复及事故调查），以及对伤害致死或致残人员和对需要放下工作（或者暂停上学）来照顾伤者的家庭成员而言，会使生产力（如工资）降低 / 丧失。目前关于伤害费用的全球估算极少，但 2010 年进行的研究表明，道路交通事故给各国造成的费用几乎占国民生产总值的 3%。

1. 道路交通安全的主要危险因素

世界道路上的死亡者中一半是最无保护的人，即骑摩托车者（占 23%）、行人（占 22%）和骑自行车者（占 4%）。造成道路交通死亡的主要危险因素包括以下几个方面。

超速。平均速度的上升与发生碰撞事故的可能性以及碰撞后果的严重性直接相关。一名成年行人如果被时速为 50 公里 / 小时的汽车碰撞，死亡风险在 20% 以下，但如果被时速为 80 公里 / 小时的汽车碰撞，则死亡风险几乎为 60%。

酒后驾车。酒后驾车会加大撞车的危险，以及由此导致死亡或者严重受伤的可能性。当血液酒精浓度高于 40 毫克 / 毫升时，卷入撞车的风险就会大大增加。将血液酒精浓度设定为 50 毫克 / 毫升或者更低的法律，对于减少与酒精相关的撞车数量具有效果。设立酒驾检查站以及进行随机呼气测试可使与酒精相关的碰撞事故减少约 20%，证明这一做法非常具有成本效益。

摩托车头盔。正确佩戴摩托车头盔可将死亡风险降低约 40%，将严重受伤风险减少 70% 以上。

安全带和儿童约束装置。佩戴安全带可使前排乘客的死亡危险降低 40%~50%，使后排乘客的危险减少 25%~75%。如果正确安装并使用儿童保护装置，可将婴儿死亡减少约 70%，将幼儿死亡减少 54%~80%。

分心驾驶。有多种分心干扰情况可对驾驶带来影响，但是最近，驾驶员使用手机在全世界出现了大幅上升，这使人们日趋关注道路安全问题。由手机造成的干扰可以影响驾驶操作。使用手机的驾驶员卷入撞车情况的可能性是不使用手机的驾驶员的大约 4 倍。免提电话并不比手持电话的安全度高出多少。

2. 减少道路交通伤害的策略

有分析认为，如果不采取行动，预计到 2030 年道路交通事故将成为第七大死亡原因。道路交通伤害可以得到预防。政府需要采取行动，采用整体方法来处理道路安全问题，这就要求多个部门（交通、警察、卫生、教育）的参与，并且要处理道路、车辆和道路使用者本身的安全性问题。

与主要风险因素有关的良好法律可有效减少道路交通伤亡。《2015 年全球道路安全现状报告》中指出已经取得了一些进展：2010—2013 年，全球有 17 个国家（占世界人口的 5.7%）修订了相关法律，使其符合关于主要风险因素的最佳做法。

执法不力往往不利于发挥道路安全法律的潜力以减少伤亡。在优化执法工作方面有必要开展更多努力。

对行人、骑自行车者和骑摩托车者的需求关注不足，而这些人合起来占全球道路交通死亡的 49%。除非能在所有道路安全措施中考虑到这些道路使用者的需求，否则将无法加强世界道路的安全。如果非机动交通方式变得日益流行，加强步行和骑自行车的安全还将带来其他一些积极的共同效益，包括增加身体活动，减少排放，以及与这些变化有关的健康效益。

　　加强车辆的安全性是在道路上挽救生命的一项重要措施。世界80%的国家，主要是低收入和中等收入国家，仍然不能满足哪怕最基本的国际车辆安全标准。同时，中等收入国家正日益成为主要的汽车制造者，这些标准的缺点可能危及全球范围加强道路安全的努力。各政府必须立即签署针对制造商和组装商的最低国际车辆标准，限制进口和在其国内销售不符合标准的车辆。为加强道路安全，各国需要解决其他一些领域的问题，包括提高道路交通伤害方面的数据质量并根据国际标准协调数据；建立一个领导机构，授予其权力和资源以制定国家道路安全战略并监督其实施；此外，还要加强为道路交通事故受伤者提供的医护质量。

## （三）自杀

　　世界卫生组织确认自杀是一个严重的公共安全问题，但可以及时采取低成本的循证干预措施预防自杀。世界卫生组织于2014年发表了题为《预防自杀：全球一项当务之急》的首份世界自杀报告，以增强人们对自杀和自杀未遂问题公共卫生意义的认识，并促进将预防自杀作为全球公共卫生议程中的一项优先重点。

　　全球每年有近80万人自杀身亡，许多人自杀未遂。自杀是影响家人、社区和整个国家的悲剧，对死者亲友造成持久的影响。自杀发生在生命周期的各个阶段。2015年，自杀是全球15~29岁年龄组中第二大死亡原因。自杀不仅发生在高收入国家，它是遍及世界各地的一个全球现象。事实上，2015年，低收入和中等收入国家的自杀人数占全球自杀人数的75%以上。

　　在高收入国家，公认自杀与精神疾患（特别是抑郁症和酒精使用障碍）之间存在联系。许多自杀是因丧失处理生活压力（如财务问题、关系破裂或慢性疼痛和疾病）的能力而陷入危机时发生的冲动行为。此外，经历冲突、灾难、暴力、虐待、丧失亲友和疏离感也与自杀行为有着密切关系。遭受歧视的弱势人群（如难民和移民，原住民，女同性恋者、男同性恋者、双性恋者、变性人和两性人，囚犯）中自杀率也很高。曾经自杀未遂是最重大的自杀风险因素。

自杀可以预防。自杀是一个复杂问题，预防自杀需要社会众多部门（包括卫生部门以及教育、劳动、农业、商业、司法、法律、国防、政治和媒体等其他部门）之间的协调与合作。并无任何单一方法能够有效地处理这一复杂问题，可针对人口、人群和个人采取若干措施，预防自杀和试图自杀行为，包括：减少获得自杀手段（如农药、枪支、某些药物等）；负责任的媒体报道；实行酒精政策，减少酒精的有害使用；早期发现、治疗和看护精神障碍患者、滥用物质者、长期疼痛者和面临急剧情感压力者；培训非专业的卫生工作人员如何评估和管理自杀行为；随访自杀未遂者并提供社区支持。

### （四）人际暴力

人际暴力系指家庭成员、亲密伴侣、朋友、熟人、生人之间的暴力行为，涵盖虐待儿童、青少年暴力、亲密伴侣暴力、性暴力以及虐待老人等问题。人际暴力是造成终身健康不良和社会问题的一个风险因素。

暴力行为影响许多人的生活并造成长期后果。《2014年全球预防暴力状况报告》中提到，妇女、儿童和老人是非致命的生理、心理和性虐待行为的主要受害者：1/4的成年人称在童年遭受身体虐待。1/5的妇女称在童年遭受性虐待。1/3的妇女在一生中某个时点遭受亲密伴侣的身体暴力或性暴力。6%的老人称在过去一个月期间遭受虐待。这类暴力造成受害者，尤其是受害妇女和儿童终身健康不良，并导致过早死亡。心脏病、中风、癌症和艾滋病病毒等许多主要死因与遭受暴力的经历紧密相关，受害者在遭受暴力后因吸烟、酗酒和吸毒以及高风险性行为而患病死亡。暴力行为还对卫生和刑法系统、社会和福利服务以及社区经济生活造成沉重负担。

各类暴力与社会决定因素紧密相关，例如管理薄弱、法治不全、文化和社会习俗、性别规范、失业、收入悬殊、男女不平等、迅速的社会变化以及有限的教育机会等。在这些因素影响下，形成了助长暴力的社会环境，如果不大力处理这些因素，难以在预防暴力方面获得持久进展。制定和执行刑法和反暴力法规对确立可接受的和不可接受的行为规范以及对创造和平安全的社会环境极为重要。世界卫生组织调查发现，有 80% 的国家制定了与预防暴力有关的各项法规，但只有 57% 的国家充分执行了这些法规。如禁止体罚，有 76% 的国家制定了相关法规，但只有 30% 的国家表示已充分执行；家庭暴力法规也存在同样的问题，有 87% 的国家订立了法规，但只有 44% 的国家表示已充分执行。重视更好地执行现有法规可能会在预防暴力领域取得可观的进展。例如，应加强体制和资源并增加必要人力，以确保根据现有法律防止人们遭受暴力，将违法者绳之以法，为所有公民营造安全的环境。

## 二、突发事件与紧急医学救援

随着我国经济的快速发展，经济社会发展与人口、资源、环境的矛盾凸显，自然灾害频发，各类事故灾难和社会安全事件也时有发生，严重威胁民众生命安全和身体健康，突发事件紧急医学救援面临严峻的形势。根据我国突发事件应对法，突发事件是指突然发生，造成或者可能造成严重社会危害，需要采取应急处置措施予以应对的自然灾害、事故灾难、公共卫生事件和社会安全事件。

在不断应对突发事件的过程中，我国紧急医学救援工作取得显著成效。管理体制不断健全，完善了分级负责、属地为主的管理体制；预案体系逐步完善，分级分类制定了紧急医学救援预案和工作规范；机制建设取得进展，建立了紧急医学救援协调联动机制；能力建设得到强化，按区域规划布局，建立多支国家紧急医学救援队伍，各级医疗机构和疾控机构的紧急医学救援能力稳步提升，院前急救医疗体系建设持续加强；突发事件得到有效处置，近五年来，我国卫生计生系统成功、有效地开展了四川芦山地震和天津港火灾爆炸事故等多起重特大突发事件的紧急医学救援，切实保障了人民群众身心健康和生命安全；圆满完成了菲律宾"海燕"台风和尼泊尔地震的国际医学救援任务，赢得受援国以及国际社会的广泛赞誉。

为更好地应对突发事件，保障公众身心健康和生命健康权益，到 2020

年，我国紧急医学救援工作将实现以下发展目标：

现场紧急医学救援能力有效提升。建设国家紧急医学救援移动处置中心（帐篷队伍），升级完善国家紧急医学救援队伍（车载队伍）；县级及以上地方紧急医学救援队伍规范化建设90%以上达标。

全国紧急医学救援网络初步形成。在全国规划布局建设7个国家紧急医学救援综合基地；指导各省份建设区域紧急医学救援中心，推进地市级、县级紧急医学救援站点建设。

紧急医学救援工作基础进一步夯实。各级各类紧急医学救援预案实现全覆盖。二级及以上公立医院应急管理专（兼）职机构设置全覆盖。各级卫生计生行政部门和县级及以上医疗卫生机构紧急医学救援信息规范化报告率达95%以上。全国开展紧急医学救援相关学科研究生学历教育的高等院校达10所以上。从事紧急医学救援的医疗卫生专业人员培训率达90%以上。开展专业人员紧急医学救援相关培训的乡镇卫生院和社区卫生服务中心达70%以上。

紧急医学救援社会素养进一步提升。在全国各省份开展紧急医学救援知识和技能普及活动进企业、进社区、进学校、进农村、进家庭，以地市为单位覆盖达70%以上。

### 三、建设和谐宜居城市和美丽宜居乡村

建设和谐宜居城市。要尊重城市发展规律，城市发展是一个自然历史过程，有其自身规律。城市和经济发展两者相辅相成、相互促进。城市发展是农村人口向城市集聚、农业用地按相应规模转化为城市建设用地的过程，人口和用地要匹配，城市规模要同资源环境承载能力相适应，形成资源节约型和环境友好型社会。和谐，首先是人与自然的和谐；宜居，首先指生态环境的适宜。陷入连续雾霾、频发红色预警的城市，水资源经常性告急、食品安全问题丛生的城市，无论如何都与"和谐宜居"沾不上边。和谐宜居城市建设，必须坚持节约资源和保护环境的基本国策，坚持可持

续发展，坚定走生产发展、生活富裕、生态良好的文明发展道路，形成人与自然和谐发展现代化建设新格局，推进美丽中国建设，真正实现看得见蓝天碧水的城市图景。建设和谐宜居城市，要提升城市治理水平，创新城市治理方式，改革城市管理和执法体制，推进城市精细化、全周期、合作性管理。创新城市规划理念和方法，合理确定城市规模、开发边界、开发强度和保护性空间，加强对城市空间立体性、平面协调性、风貌整体性、文脉延续性的规划管控。全面推行城市科学设计，推进城市有机更新，提倡城市修补改造。发展适用、经济、绿色、美观建筑，提高建筑技术水平、安全标准和工程质量，推广装配式建筑和钢结构建筑。

建设美丽宜居乡村。在秉承和发展新农村建设宗旨思路的基础上，更加关注农业发展方式转变，更加关注生态环境资源的合理利用，更加关注人和自然和谐相处，更加关注农村可持续发展，更加关注保护和传承农业文明。美丽宜居乡村内涵集中体现在环境美、生活美、产业美、人文美四大基本特征。产业美就是要做到产业特色明显，产品优质安全，与资源生态相和谐。环境美主要是布局规划合理、基础设施完善，与自然环境相和谐。生活美就是要物质生活宽裕，社会保障有利，邻里亲朋之间和谐相处。人文美要求乡风朴实文明，地方文化鲜明，与传统文化相和谐。为进一步加快实施美丽宜居乡村建设，今后我国将重点在如下四个方面实现跨越式提升：①产业提升工程，对传统农业实施标准化、规范化、机械化、信息化改造，完善和延伸产业链条，转变农业发展方式，建设资源节约型、环境友好型的现代生态循环农业。②环境提升工程，主要是开展自然环境的生态化保护和人居环境的功能化改造，实现村村优美。③服务提升工程，主要是开展农村新社区的规范化建设和社会保障的无缝化整合，实现处处和谐。④文化提升工程，主要是开展农村乡土文化的个性化展示和农民素质的现代化培育，实现人人幸福。

# 第六章　培育健康服务新业态助力健康中国建设

## 本章导读

> 　　发展健康服务业，一方面是提升公众健康素质，推进健康中国建设的必然要求，另一方面是促进经济发展的重要举措。本章论述了健康服务业发展的目标和任务，健康服务业发展的新业态，与互联网+相关的健康大数据的发展对健康的影响。通过健康服务业的发展，促进公众健康素养的提升，促进健康管理的发展，不断提高公众健康水平。

　　《规划纲要》用专篇提出"发展健康产业"，包括优化多元办医格局、发展健康服务新业态、积极发展健身休闲运动产业、促进医药产业发展。发展健康产业，是深化医改、改善民生、提升全民健康素质的必然要求，是进一步扩大内需、促进就业、转变经济发展方式的重要举措，对稳增长、调结构、促改革、惠民生，全面建成小康社会具有重要意义。

## 第一节　健康服务业发展目标与任务

　　健康服务业以提升全民健康素质和水平为根本出发点和落脚点，以维护和促进人民群众健康为目标。健康服务业主要包括医疗服务、健康管理与促进、健康保险以及相关服务，涉及药品、医疗器械、保健用品、保健食品、健身产品等支撑产业。

### 一、健康服务业发展目标

　　《国务院关于促进健康服务业发展的若干意见》提出，到 2020 年，基本建立覆盖全生命周期、内涵丰富、结构合理的健康服务业体系，打造一批知名品牌和良性循环的健康服务产业集群，并形成一定的国际竞争力，基本满足广大人民群众的健康服务需求。健康服务业总规模达到 8 万亿元以上，成为推动经济社会持续发展的重要力量。具体发展目标包括：

医疗服务能力大幅提升。医疗卫生服务体系更加完善，形成以非营利性医疗机构为主体、营利性医疗机构为补充，公立医疗机构为主导、非公立医疗机构共同发展的多元办医格局。康复、护理等服务业快速增长。各类医疗卫生机构服务质量进一步提升。

健康管理与促进服务水平明显提高。中医医疗保健、健康养老以及健康体检、咨询管理、体质测定、体育健身、医疗保健旅游等多样化健康服务得到较大发展。

健康保险服务进一步完善。商业健康保险产品更加丰富，参保人数大幅增加，商业健康保险支出占卫生总费用的比重大幅提高，形成较为完善的健康保险机制。

健康服务相关支撑产业规模显著扩大。药品、医疗器械、康复辅助器具、保健用品、健身产品等研发制造技术水平有较大提升，具有自主知识产权产品的市场占有率大幅提升，相关流通行业有序发展。

健康服务业发展环境不断优化。健康服务业政策和法规体系建立健全，行业规范、标准更加科学完善，行业管理和监督更加有效，人民群众健康意识和素养明显提高，形成全社会参与、支持健康服务业发展的良好环境。

## 二、健康服务业主要任务

为实现健康服务业发展目标，今后一段时期发展健康服务业需重点完成以下八个方面的任务。①大力发展医疗服务。加快形成多元办医格局，落实鼓励社会办医的各项优惠政策，优化医疗服务资源配置，促进优质资源向贫困地区和农村延伸。推动发展专业规范的护理服务。②加快发展健康养老服务，推进医疗机构与养老机构等加强合作，提高社区为老年人提供日常护理、慢性病管理、中医保健等医疗服务的能力。③积极发展健康保险。鼓励商业保险公司提供多样化、多层次、规范化的产品和服务。④全面发展中医药医疗保健服务。发挥中医医疗预防保健特色优势，提升基层中医药服务能力，力争使所有社区卫生服务机构、乡镇卫生院和70%村卫生室具备中医药服务能力。⑤支持发展健康体检咨询、全民体育健身、健康文化和旅游等多样化健康服务。⑥培育健康服务业相关支撑产业。支持自主知识产权药品、医疗器械和其他健康相关产品的研发、制造和应用，大力发展第三方检验检查、评价、研发等服务。⑦健全人力资源保障机制。加大人才培养和职业培训力度，促进人才流动。⑧夯实健康服务业发展基础。推进健康服务信息化，加强诚信体系建设。

《国务院关于促进健康服务业发展的若干意见》从刺激消费需求、鼓励扩大供给两个角度提出了促进健康服务业发展的政策措施。①放宽市场准入，简化紧缺型医疗机构和连锁经营服务企业的审批、登记手续，放宽对营利性医院市场准入和配置大型设备的限制。②加强规划布局和用地保障，扩大健康服务业用地供给，优先保障非营利性机构用地。③优化投融资引导政策，鼓励金融机构创新适合健康服务业特点的金融产品和服务方式。④完善财税、价格政策，将社会资本举办的医疗机构纳入财政专项资金和政府投资补助范围，免征或减征行政事业性收费，其医疗服务价格全部实行市场调节价。⑤引导和保障健康消费可持续增长，完善各类保险和补助消费政策，落实并健全购买健康保险的税收政策。⑥强化法制建设和服务监管，健全服务标准体系，规范服务行为，完善监督机制。

健康产业已成为发达国家的支柱产业。经过几年的发展，我国健康服务产业链形成五大基本产业群：①以医疗服务机构为主体的医疗产业。②以药品、医疗器械、医疗耗材产销为主体的医药产业。③以保健食品、健康产品产销为主体的保健品产业。④以健康检测评估、咨询服务、调理康复和保障促进等为主体的健康管理服务产业。⑤健康养老产业。但与美国、日本等国家相比，中国健康产业还处于起步阶段。数据显示，美国健康产业占美国 GDP 比重为第一位，超过 15%；加拿大、日本等国健康产业占各自国家 GDP 比重也超过 10%。而我国健康产业占我国 GDP 比重较低，2013 年，我国大健康产业规模接近 2 万亿元，2016 年已经达到 4.6 万亿元，占国家 GDP 的 6%。有专家指出，随着健康中国上升为国家战略，"十三五"期间围绕大健康、大卫生和大医学的医疗健康产业有望突破 10 万亿元市场规模，健康产业将引领新一轮的经济发展浪潮。

## 第二节　发展健康服务新业态

习近平总书记在全国卫生与健康大会上发表重要讲话，提出"努力全方位、全周期保障人民健康"。从提供传统的看病就医到提供全生命、全周期、全人群的健康服务，催生出很多以前没有的新的业态。

### 一、互联网健康服务

借助互联网技术，提高全民健康素养。"互联网＋医疗"，实质是健康信息的深入探讨，将互联网信息技术应用在健康理念的传播、健康行为的改变、健康素养的提升及健康服务的可及、健康政策的推进等诸多方面。

利用"互联网＋"发展医疗行业。通过互联网技术的应用，一方面减轻患者看病奔波之苦；另一方面，提升医疗资源的配置效率，利用医学影像智能分析、远程医疗技术等手段降低医疗成本，提升医疗质量，改善基层医疗服务能力，推进精准的健康服务。

### 二、母婴照料服务

随着"二胎"政策的放开以及城市工作生活的快节奏，母婴照料服务的市场需求迅速增长，需要加强母婴照料服务市场的管理，促进母婴照料服务业的规范发展。国家标准委 2015 年批准并于 2016 年 2 月 1 日起实施的《家政服务母婴生活护理服务质量规范》，对母婴生活护理服务质量进行规范与界定。各地也在规范管理方面进行了探索，如北京母婴服务协会遴选22项推荐性标准，推出母婴企业"红黑榜"。南京成立了母婴照料行业协会，将出台行业标准，提升从业人员的专业技能。母婴照料服务作为二胎政策的配套服务，未来需要管理部门给予更多关注，以促进母婴照料服务的规范发展。

### 三、健康文化产业和体育医疗康复产业

健康文化的传播，不仅仅是传播健康知识，更重要的是传播健康理念。当今社会，老百姓对健康的诉求越来越宽泛，涵盖了健康心态、健康习惯、健康行为、健康环境等诸多元素。我国是世界文明古国，相对于世界其他地区的养生文化而言，华夏民族的养生理论与实践由于有着古代哲学和中医基本理论为底蕴，健康文化产业发展具有牢固的基础和美好的前景。

体育产业通过提供多样化、多层次的体育服务和产品，可以调节和改进人们的不良生活方式；可以缓解精神压力，提高人们的心理健康水平；可以培养热爱生活、积极进取的健康心态；可以塑造健康人格，有效提高人的社会适应能力。通过运动干预服务，进行科学合理的身体锻炼将疾病治疗前移到预防疾病发生；结合身体、心理诊断分析，制定运动处方，利用体育锻炼进行心理调整与自我身体保健，有效地缓解亚健康状态。

### 四、健康医疗旅游产业

健康医疗旅游是将旅游和健康服务结合起来的一种新业态，是以医疗护理、疾病与健康、康复与休养为主题的旅游服务。"海南模式"是我国健康医疗旅游的典范，国务院2013年批复设立海南博鳌乐城国际医疗旅游先行区，赋予了海南9项突破性的优惠政策支持，包括国际医药器械同步上市等。目前，"旅游+医疗健康"已成为一种刚需，在"海南模式"

的标杆与示范作用下，健康医疗旅游产业必将成为需求量巨大的朝阳产业。

### 五、中医药健康旅游

中医药健康旅游作为旅游与中医药融合发展的新兴旅游业态，对整合旅游资源、丰富旅游产品、优化旅游产业结构、提高我国旅游经济效益具有重要意义；中医药健康旅游也是中医药文化推广与资源展示的最有效的方式之一，对于普及中医药知识，弘扬中华传统文化具有重要意义；发展中医药健康旅游体现了生态健康的内涵，满足了人民群众日益增长的健康服务需求，对提升全民健康素质具有重要的意义。

### 六、健康服务产业集群

鼓励相关企业集中利用政策优势，培育形成发展集群、形成完整产业链，聚"链"成"群"，产业研发转化产业集群，从而形成产业规模。打造一批知名品牌和良性循环的健康服务产业集群，扶持一大批中小微企业配套发展。

### 七、专业检验中心

整合区域医疗服务资源，探索以公建民营或民办公助等多种方式，建立区域性检验检查中心，鼓励公立医疗机构与社会办医疗机构开展合作，在确保医疗安全和满足医疗核心功能的前提下，发展专业的医学检验中心、医疗影像中心、病理诊断中心和血液透析中心等，实现资源共享。

### 八、第三方健康管理评价

第三方评估组织的专业性和独立性保证医疗服务和健康管理评价结果的科学、客观和公正。评估结果可以有效监督医疗服务和健康管理机构的行为，加强消费者的信心。卫生保健服务业具有无形性、同时性、异质性和非储存性等特点，且直接关系消费者健康安全和身心愉悦，发展第三方的医疗服务评价、健康管理服务评价以及健康市场调查和咨询服务，有利于制定服务规范和标准，促进保健服务业的有序发展。

### 九、第三方食品药品检测

我国经济社会正处于全面加速转型期，食品安全、药品安全问题层出不穷，严重影响公众健康。食品安全检测机构数量有限，食品药品安全监管难度大，第三方检测成为一种必然的趋势。社会力量加入食品药品检验队伍，有利于缓解食品药品检验"缺人员、缺经费、缺手段"的现状，也让公众在消费时更为放心。

### 十、医药科技成果转化

医药科技成果转化是健康服务业发展的"催化剂"。研发人员专业知识丰富，但术业有专攻，比较而言，成果转化由相关专业机构与人员完成而不是开展研发的科研人才亲自来完成，工作效率会更高。发挥专业科技人员的积极性，完善科技中介体系，发展专业化、市场化的医药科技成果转化服务，可以有效提高产业核心竞争力，构建产学研结合的创新体系，更好地激发科研人才创新创业活力。加快把科技成果推向市场，把科研人才打造成创业主力，实现科技、产业、资本的良性互动，还能催生庞大的健康产业市场，培育出新的健康经济增长点。

## 第三节　大数据与健康管理

健康医疗大数据是国家重要的基础性战略资源。健康医疗大数据应用发展将带来健康医疗模式的深刻变化，有利于激发深化医药卫生体制改革的动力和活力，提升健康医疗服务效率和质量，扩大资源供给，不断满足人民群众多层次、多样化的健康需求，有利于培育新的业态和经济增长点。

## 一、大数据

大数据（Big data），指无法在一定时间范围内用常规软件工具进行捕捉、管理和处理的数据集合，是需要新处理模式才能具有更强的决策力、洞察发现力和流程优化能力的海量、高增长率和多样化的信息资产。大数据具有大数据的 4V 特点：Volume（容量大）、Velocity（速度快）、Variety（多样性）、Value（低价值密度），大数据产业正快速发展为对数量巨大、来源分散、格式多样的数据进行采集、存储和关联分析，从中发现新知识、创造新价值、提升新能力的新一代信息技术和服务业态。

大数据包括结构化、半结构化和非结构化数据，非结构化数据越来越成为数据的主要部分。结构化数据是存储在数据库里，可以用二维表结构来逻辑表达实现的数据，比如单位人事部门要管理员工基本信息：工号、姓名、性别、出生日期等信息，可以通过一个行列对应的二维逻辑表记录每一位员工相应的变量信息；非结构化数据是不方便用数据库二维逻辑表来表现的数据，包括所有格式的办公文档、文本、图片、XML、HTML、各类报表、图像和音频 / 视频信息等；半结构化数据结余结构化和非结构化之间，它可以是结构化数据，但不同记录之间结构变化大，比如员工简历存储不像员工基本信息那样简单，不同员工既往工作情况与技术技能等相差很大，这时通常建立一个子表来记录对应的信息。

贵州省是我国首个国家级大数据综合试验区。2014 年 3 月，贵州在北京举办了一场"贵州省大数据产业推介会"。当时的北京、重庆、南京都提出发展大数据产业，更多的城市处于观望状态。但接下来的两年，贵州在大数据领域已经一路狂奔，从最接地气的数据中心、呼叫中心，到高大上的大数据交易中心、"云上贵州"、大数据博览会。2016 年 2 月，国家发改委、工信部、中央网信办三部门批复同意贵州建设全国首个国家级大数据综合试验区，某种程度上，贵州从昔日工业时代的跟随者，已悄然变成大数据时代的同行者，甚至领跑者。2014 年以来，贵州省大力发展大数据产业，创建了国家级大数据产业发展集聚区，大力发展数据中心，远期目标为 200 万台服务器。还成立了大数据交易所，建设全域公共免费无线局域网（WiFi）城市。2016 年 1 月，蚂蚁金融服务集团发布 2015 年支付宝用户的全民账单，让人惊讶的一个结果是，2015 年，贵州的移动支付笔数占比在全国排名第二，达到 79.7%，也就是说，有近 8 成的贵州人平时用手机等移动端在网上购物和消费，这一数字比北上广深等一线城市的数字都高很多。大数据的到来，让贵州与发达地区真正站在了同一条起跑线上，而贵州的先行先试，也无疑为国家的大数据战略目标实现探索新的路径。

## 二、大数据与健康管理

### （一）大数据在基本医疗领域的应用

大数据应用能够揭示传统技术方式难以展现的关联关系，快速处理分析相关变量之间的关系，寻找到解决方案。

2016 年 8 月，日本有位 66 岁的女病人山下女士罹患罕见的"急性骨髓性白血病"，人工智能机器系统沃森（Watson）在她病情突然恶化，意识不清的紧急状况下，只用了 10 分钟就从 2 000 万份论文中精准判断其病症，并找出最适合的疗法治疗成功。这次的人工智能医疗计划是由国际商业机器公司（IBM）与东京大学医科学研究所合作，让 Watson 通过机器学习的方式阅读 2 000 万份医学研究论文，并让 Watson 辅助临床判断病人症状。在这起病例中，山下女士原本在 2016 年 1 月入院，并开始接受白血病的一系列化疗，但几个月后山下女士突然病情恶化。幸好医师将她的脱氧核糖核酸（DNA）资料交给 Watson 判读，并断定在原有疗程中引发了"二次性白血病"，紧急变更化疗配方顺利让山下女士状况稳定。若当时未能变更疗程，山下女士很可能会并发败血症陷入危机。这是日本国内第一起通过人工智能抢救病人的案例。参与计划的东条有伸教授表示由此病例，说明"人工智能在医疗领域具有无穷的潜力，未来能对诊断和治疗提供巨大帮助"。这种机器学习使用方法，事实上就是大数据的进化版，只是不再用人工自己去找关联性，而是由机器代替人类阅读、分析。中国部分医院也引入 Watson 进入肿瘤解决方案的制定。

### （二）大数据在公共卫生领域的应用

2009 年在甲型流感病毒（H1N1）暴发几周前，谷歌公司的工程师们在《自然》（*Nature*）杂志上发表了一篇论文，介绍谷歌流感趋势（Google Flu Trends，GFT）。论文称，只需分析数十亿搜索中 45 个与流感相关的关键词，GFT 就能比疾病预防控制中心（CDC）提前两周预报 2007—2008 季流感的发病率。GFT 成功预测了 H1N1 在全美范围的传播，甚至具体到特定的地区和州，而且判断非常及时，令公共卫生官员们和计算机科学家们倍感震惊。与习惯性滞后的官方数据相比，谷歌成为了一个更有效、更及时的指示标，不会像疾控中心一样要在流感暴发一两周之后才可以做到。这个工具最初运行表现很好，许多国家的研究人员已经证实，其流感样疾病的估计是准确的。当然，后来出现了另外一种现象，2009 年，GFT 没能预测到非季节性流感 A-H1N1；从 2011 年 8 月到 2013 年 8 月的 108 周里，GFT 有 100 周高估了美国疾控中心报告的流感发病率。这说明大数据分析既拥有优势，也存在陷阱，在应用大数据分析技术时，必须注意到数量不够大导致的"过度拟合"以及数据质量问题。百度公司也上线了"百度疾病预测"，借助用户搜索预测疾病暴发。

### （三）大数据在健康服务领域的应用

在美国，糖尿病影响了 8% 的人口，美国通过建立为糖尿病人服务的医疗健康网络社区加强对糖尿病患者的健康管理服务：①建立糖尿病门户及在线健康社区，主要包括为病人提供论坛、博客等交流医疗经验及感情的服务，还包括匿名交流的服务；②开展糖尿病追踪及可视化服务，包括记录病人的医疗数据与健康数据并生成可视化报告；③提供糖尿病风险报告，使用病人数据预测患病风险，促进病人自我管理；④提供健康咨询，为病人提供改善其状态的建议，并鼓励病人达成长期目标。在我国，穿戴式医疗设备的广泛应用，也促进了慢性病患者健康管理效率的提高。

### 三、健康医疗大数据保障体系建设

#### （一）加强数据安全保障

大数据时代来临，互联网用户信息安全能否得到保障关系到大数据产业能否持续健康发展，需要防患于未然。建立数据安全管理责任制度，完善健康医疗大数据应用发展的法律法规。完善数据开放共享支撑服务体系，建立"分级授权、分类应用、权责一致"的管理制度。制定人口健康信息安全规划，强化国家、区域人口健康信息工程技术能力，注重内容安全和技术安全，确保国家关键信息基础设施和核心系统自主、可控、稳定、安全。规范健康医疗大数据应用领域的准入标准，建立大数据应用诚信机制和退出机制，严格规范大数据开发、挖掘、应用行为。加强大数据安全监测和预警，建立安全信息通报和应急处置联动机制，建立健全"互联网＋健康医疗"服务安全工作机制。

#### （二）加强资源开放共享

大数据时代，需要提高不同渠道数据的共享程度，确保数据库的数据更具有代表性、科学性。加强顶层设计和统筹规划，明确各部门数据共享的范围边界和使用方式，依托政府数据统一共享交换平台，推进国家人口基础信息库、法人单位信息资源库、自然资源和空间地理基础信息库等国家基础数据资源，以及跨部门、跨区域共享。加快各地区、各部门、各有关企事业单位及社会组织信用信息系统的互联互通和信息共享，推动中央部门与地方政府条块结合、联合试点，实现公共服务的多方数据共享、制度对接和协同配合。在依法加强安全保障和隐私保护的前提下，稳步推动公共数据资源开放。推动建立政府部门和事业单位等公共机构数据资源清单，加快建设国家政府数据统一开放平台。推进公共机构数据资源统一汇聚和集中向社会开放，优先推动民生保障服务相关领域的政府数据集向社会开放。建立政府和社会互动的大数据采集形成机制，制定政府数据共享

开放目录，引导企业、行业协会、科研机构、社会组织等主动采集并开放
数据。

### （三）加强人才队伍建设

实施国家健康医疗信息化人才发展计划，强化医学信息学学科建设
和"数字化医生"培育，着力培育高层次、复合型的研发人才和科研团
队，培养一批有国际影响力的专门人才、学科带头人和行业领军人物。创
新专业人才继续教育形式，完善多层次、多类型人才培养培训体系，推动
政府、高等院校、科研院所、医疗机构、企业共同培养人才，促进健康医
疗大数据人才队伍建设。

## 知识链接：个人健康信息保护

美国是世界上隐私法律较为健全的国家。1974 年美国制定《隐私权法》，这部法律被视为美国隐私权保护的基本法。1996 年美国颁布了《健康保险携带和责任法案》，该法案是医生、医院及其他医疗机构在隐私保护方面的行动指南，以保护医疗信息的安全和患者隐私。2000 年美国未生育人类服务部制定了《个人可识别健康信息的隐私标准》，从而构建了美国医疗信息隐私保护的完整法律体系。我国目前还没有保护个人信息的专门性法律规范，对公民个人信息的保护大都体现在《中华人民共和国刑法》《中华人民共和国侵权责任法》和《中华人民共和国消费者权益保护法》等法律法规当中。2016 年 11 月 7 日发布《中华人民共和国网络安全法》，该部法律于 2017 年 6 月 1 日起施行，其中也包括了个人信息安全保护的法条。

# 第七章　将健康融入所有政策

## 本章导读

全球首个健康促进纲领性文件《渥太华健康促进宪章》颁布后，健康入万策逐渐成为各国领导人的共识，健康入万策即把健康政策融入多部门政策的制定过程，采取健康政策优先理念。然而该理念的落地实施较为困难，这也是世界卫生组织持续不断呼吁的原因之一，我国实现"健康中国2030"战略目标，需要所有部门的共同努力。

将健康融入所有的政策就是全面的考虑社会政策对健康的影响，避免有损于健康的政策，以促进公众健康及社会公平。健康的决定因素涉及多部门的公共政策，从大健康、大卫生的角度出发，需要进一步建立多部门参与和协调一致的有效机制，明确责任，落实策略，促进公众健康，实现健康中国的目标。

## 第一节　健康改善与良好治理

2016 年 8 月，我国在首次召开的全国卫生与健康大会上提出新时期我国的卫生与健康工作方针是以基层为重点，以改革创新为动力，预防为主，中西医并重，将健康融入所有政策，人民共建共享；同年 10 月，《规划纲要》发布，提出健康优先战略：把健康摆在优先发展的战略地位，立足国情，将促进健康的理念融入公共政策制定实施的全过程；11 月，第九届全球健康促进大会在上海召开，来自全球 100 多个城市的市长参加会议并就协同推进健康与城市可持续发展达成"健康城市上海共识"，承诺遵守健康城市治理的五大原则，其中，第一条原则是将健康作为所有政策的优先考虑，优先实施能够共同实现健康和城市其他发展目标的政策，在制定城市规划中鼓励所有社会各方的参与。事实上，早在2013年6月在芬兰赫尔辛基召开第八届全球健康促进大会上，已经形成《关于将健康融入所有政策的赫尔辛基声明》，呼吁政府承诺将健康融入所有的社会政策之中，健康社会决定因素作为政治优先，确保建立将健康融入所有的政策之中所需的组织结构和程序；加强卫生部门能力；利用领导力、伙伴关系、倡导和调解等手段，促使其他政府部门通过政策实施实现健康产出。

## 一、"把健康融入所有政策"的行动

世界卫生组织总干事陈冯富珍在第九届全球健康促进大会上强调，健康的实现需要包括卫生部门在内的各方力量支持。"有很多证据表明，由受过教育的女性为成员组建的家庭更为健康；清洁的能源促进经济增长的同时也能降低因大气污染导致的呼吸和心血管疾病发病率；金融风险的防护有利于促进减贫目标的实现。"

2010年，世界卫生组织和南澳大利亚州政府联合发表了《所有政策中的卫生问题阿德莱德声明》，强调当所有部门把健康和福祉作为政策制定的关键组成部分，就能最好地实现政府目标。这是因为健康和福祉的起因出在卫生部门之外，是由社会和经济因素构成的；强调联合管理的必要性，由于良好的健康是一种基本促进因素，而健康不良对应对政策挑战是一种障碍，所以卫生部门需要与整个政府及全体部门系统地开展合作，处理其活动中有关健康和福祉的各方面问题。

联合管理行动实例见表7—1。

表 7—1　　　　　　　　联合管理行动实例表

| 部门和问题 | 健康与福祉之间的相互关系 |
| --- | --- |
| 经济和就业 | 健康的人口可促进经济活力和增长。健康较好者可增加其家庭储蓄，工作产出率更高，更容易适应工作变化，而且从事工作的时间可更长工作和稳定的就业机会可改善不同社会人群中所有人的健康 |

续表

| 部门和问题 | 健康与福祉之间的相互关系 |
|---|---|
| 安全和司法 | 获取食物、水、住房、工作机会和公平的司法系统机会较差的人群中会有较高比率的暴力、健康不良和伤害。因此，社会的司法系统需要应对因不能适当获取这些基本需求而产生的后果<br><br>精神疾患（以及相关的毒品和酗酒问题）的流行情况与暴力、犯罪和囚监相关联 |
| 教育和早年生活 | 儿童或家庭成员健康不良，会降低教育潜力和应对生活挑战和追求生活中机遇的能力<br><br>对妇女和男人来说，获得教育都能直接有助于改善健康，提高充分参与活跃社会的能力以及形成有责任感的公民 |
| 农业和食品 | 通过促进消费者信心并确保更具持久性的农业措施，在食品生产、加工、销售和分发中考虑到健康问题可加强食品保障和安全<br><br>健康的食品对人们的健康至关重要，良好的食品和安全措施有助于减少从动物到人类的疾病传播，并支持对农场工人和农村社区的健康具有正面影响的农场操作惯例 |
| 基础设施、计划和交通 | 优化道路、交通和住房计划需要考虑到卫生影响，因为这可减少环境代价很高的排放物，并提高交通网络能力及其运送人员、货物和各项服务的效率<br><br>更好的交通机会，包括骑自行车和步行的机会，可创建更安全和更适宜居住的社区，并减少环境恶化，从而增强健康 |
| 环境和可持续性 | 通过影响人群消费模式并也可增强人体健康的政策，能够最好地达到最佳使用自然资源和促进可持续性<br><br>在全球，所有可预防疾病中有 1/4 是人们所生活的环境条件造成的 |
| 住房和社区服务 | 考虑到健康和福祉（例如隔热、通风、公共空间、垃圾清理等）并由社区参与的住房设计和基础设施计划可加强社会凝聚力并加强支持开发项目<br><br>设计良好和便于利用的住房以及适当的社区服务应对了弱势个体和社区健康的一些最基本决定因素 |

续表

| 部门和问题 | 健康与福祉之间的相互关系 |
|---|---|
| 土地和文化 | 改进土地的获得可支持改善土著人民的健康和福祉，因为土著人民的健康和福祉在精神和文化方面与归属于土地和国家的深厚情感具有密切联系<br>改善土著人民的健康可加强社区和文化个性，改进公民参与并支持维持生物多样化 |

## 二、推进"把健康融入所有政策"

一切政策为了健康，把健康融入所有政策，是国际上普遍的趋势，也是建设"健康中国"的基础。但健康入万策具有实现的难度，这从世界卫生组织国际会议成果中不断提及即可证实。现实中，由于部门利益的存在，部门利益在健康促进上的"负能量"就开始凸显。因此，将健康融入所有政策，①需要建立跨部门合作的长效机制。各地区各部门要把保障人民健康作为经济社会政策的重要目标，全面建立健康影响评价评估制度，系统评估各项经济社会发展规划和政策、重大工程项目对健康的影响。各地要针对威胁当地居民健康的主要问题，研究制定综合防治策略和干预措施，开展跨部门健康行动。地方各级政府要加大对健康服务业的扶持力度，研究制定相关行业标准，建立健全监管机制，规范健康产业市场，提高健康管理服务质量。②需要加强宣传和倡导。充分认识社会、经济、环境、生活方式和行为等因素对人群健康的深刻影响，广泛宣传公共政策对公众健康的重要影响作用，坚持"把健康融入所有政策"的策略。地方建立好的协调机制，由政府主导，各部门协作，社会动员，全社会参与，形成一个良好的健康促进管理体制。③卫生部门需要做到，理解其他部门的政治议程和管理规则；为政策选择和计划建立知识和证据基础；在政策发展进程中评价各方案的健康结果；与其他部门一起建立讨论和解决问题的平台；评价跨部门合作和政策制定的效果；通过更好的机制、资源、机构和熟练的工作人员加强能力建设；与政府其他部门合作，帮助他们实现目标，同时促进健康和福利。

## 第二节　专业技术人员在健康中国建设中发挥的作用

专业技术人员是指从事专业技术工作的人员以及从事专业技术管理工作的人员。专业技术人员通常对专业技术精通，具有较高专业素养。专业技术人员在提升健康素养和养成健康生活方式方面发挥重要的影响和带动作用，应该充分发挥专业技术人员在健康促进工作中的积极影响。

专业技术人员推行健康行为，改善宏观环境。在人们日常接触到的物质和社会环境下，环境、组织和个人因素相互交织，对身体健康产生影响。这些健康的社会决定因素影响了人群中的健康分布，是健康促进的重要目标。在中国快速的城市化进程中，出现了一系列"城市病"，例如环境污染、交通拥堵、住房短缺、公共设施短缺、饮用水和食物不安全、慢性非传染性疾病、压力增大、事故和伤病。这些环境和社会因素严重威胁了人们的健康。环境退化和中国农村地区社会支持的缺乏同样也严重影响了居民的健康。为了应对这些复杂挑战，WHO 提出建立一个支持性环境以促进健康和解决健康问题。建立健康环境需要全民参与尤其是发挥专业技术人员的示范效应，让人们能够在各自生活的角色中相互支持，并实现各自最大的潜能改变物质环境，包括自觉保护环境以增加城市绿色空间，绿色出行减少尾气排放，公共区域禁止吸烟，驾车系好安全带等。

专业技术人员加强健康参与意识。影响健康的社会决定因素之间互相交织、错综复杂，政策制定者通过一系列项目干预，对执行者的行动和决策过程进行评估，可以最好地推动促进地区健康方面的有效行动。这些行动应当推动实施者和社区间活跃的对话并相互学习。专业技术人员应更主动参与社区健康干预项目，"推动"干预措施，改善健康选择。多数人重视健康却始终难以放弃不健康的生活方式，这是因为价值、认知和行为之间的鸿沟是由许多心理因素造成的，比如，人们的行为可能受到环境和（或）情绪潜意识的诱导，由惯性、习惯和对社会范式的认知驱动。这些固有偏见为非强制的政策干预创造了机会，这些干预通过行为改变引导人们做出健康选择。通过改变看似微妙的物理、社会以及政策环境中蕴含的暗示，所谓"推动"干预措施可以以非强制手段或物质激励措施指导人们做出更好的健康选择。"推动"可能还包括潜意识的暗示（例如在小便池内画出喷射标的可以防止外溢）或者纠正对于社会范式的误解（例如告诉公众大多数人都不会饮酒过度）。推动可以改变公众对不同选择的印象（例如在餐厅中突出健康食品）或者改变人们的默认选择（例如人们需要特意申明拒绝器官捐献，而不是申明同意捐献）。"推动"还能够激励人们做出某些选择，或者为另外一些选择增加小的经济或认知成本（例如让戒烟者把戒烟节省的钱存到银行，直到身体检不出尼古丁时才能取出）。

专业技术人员是跨部门合作的实践者。随着人类对疾病发生发展规律的认识逐步加深，对健康社会决定因素的证据积累，重视多部门动员、开展跨部门合作已经在全世界越来越多的国家形成共识。特别是在慢性非传染性疾病已位于我国居民死因首位的现状下，慢性病一级预防更需要实行跨部门合作。公众都知道"病从口入"的常识，但如果没有农业、交通运输、商业流通、卫生监督等多部门的紧密协作，要实现从田间到餐桌全链条的食品安全保障是做不到的。专业技术人员要提高认识，为本部门制定政策提供循证依据时，充分考虑到部门政策对健康的影响，在健康促进方面，与其他部门相互协调，努力实现健康中国建设目标。

# 附录：
# "健康中国 2030" 规划纲要

## 序　言

健康是促进人的全面发展的必然要求，是经济社会发展的基础条件。实现国民健康长寿，是国家富强、民族振兴的重要标志，也是全国各族人民的共同愿望。

党和国家历来高度重视人民健康。新中国成立以来特别是改革开放以来，我国健康领域改革发展取得显著成就，城乡环境面貌明显改善，全民健身运动蓬勃发展，医疗卫生服务体系日益健全，人民健康水平和身体素质持续提高。2015 年我国人均预期寿命已达 76.34 岁，婴儿死亡率、5 岁以下儿童死亡率、孕产妇死亡率分别下降到 8.1‰、10.7‰和 20.1/10 万，总体上优于中高收入国家平均水平，为全面建成小康社会奠定了重要基础。同时，工业化、城镇化、人口老龄化、疾病谱变化、生态环境及生活方式变化等，也给维护和促进健康带来一系列新的挑战，健康服务供给总体不足与需求不断增长之间的矛盾依然突出，健康领域发展与经济社会发展的协调性有待增强，需要从国家战略层面统筹解决关系健康的重大和长远问题。

推进健康中国建设，是全面建成小康社会、基本实现社会主义现代化的重要基础，是全面提升中华民族健康素质、实现人民健康与经济社会协调发展的国家战略，是积极参与全球健康治理、履行 2030 年可持续发展议程国际承诺的重大举措。未来 15 年，是推进健康中国建设的重要战略机遇期。经济保持中高速增长将为维护人民健康奠定坚实基础，消费结构升级将为发展健康服务创造广阔空间，科技创新将为提高健康水平提供有力支撑，各方面制度更加成熟更加定型将为健康领域可持续发展构建强大保障。

为推进健康中国建设，提高人民健康水平，根据党的十八届五中全会战略部署，制定本规划纲要。本规划纲要是推进健康中国建设的宏伟蓝图和行动纲领。全社会要增强责任感、使命感，全力推进健康中国建设，为实现中华民族伟大复兴和推动人类文明进步作出更大贡献。

# 第一篇　总 体 战 略

## 第一章　指 导 思 想

推进健康中国建设，必须高举中国特色社会主义伟大旗帜，全面贯彻党的十八大和十八届三中、四中、五中全会精神，以马克思列宁主义、毛泽东思想、邓小平理论、"三个代表"重要思想、科学发展观为指导，深入学习贯彻习近平总书记系列重要讲话精神，紧紧围绕统筹推进"五位一体"总体布局和协调推进"四个全面"战略布局，认真落实党中央、国务院决策部署，坚持以人民为中心的发展思想，牢固树立和贯彻落实新发展理念，坚持正确的卫生与健康工作方针，以提高人民健康水平为核心，以体制机制改革创新为动力，以普及健康生活、优化健康服务、完善健康保障、建设健康环境、发展健康产业为重点，把健康融入所有政策，加快转变健康领域发展方式，全方位、全周期维护和保障人民健康，大幅提高健康水平，显著改善健康公平，为实现"两个一百年"奋斗目标和中华民族伟大复兴的中国梦提供坚实健康基础。

主要遵循以下原则：

——健康优先。把健康摆在优先发展的战略地位，立足国情，将促进健康的理念融入公共政策制定实施的全过程，加快形成有利于健康的生活方式、生态环境和经济社会发展模式，实现健康与经济社会良性协调发展。

——改革创新。坚持政府主导，发挥市场机制作用，加快关键环节改革步伐，冲破思想观念束缚，破除利益固化藩篱，清除体制机制障碍，发挥科技创新和信息化的引领支撑作用，形成具有中国特色、促进全民健康的制度体系。

——科学发展。把握健康领域发展规律，坚持预防为主、防治结合、中西医并重，转变服务模式，构建整合型医疗卫生服务体系，推动健康服务从规模扩张的粗放型发展转变到质量效益提升的绿色集约式发展，推动中医药和西医药相互补充、协调发展，提升健康服务水平。

——公平公正。以农村和基层为重点，推动健康领域基本公共服务均等化，维护基本医疗卫生服务的公益性，逐步缩小城乡、地区、人群间基本健康服务和健康水平的差异，实现全民健康覆盖，促进社会公平。

## 第二章 战 略 主 题

"共建共享、全民健康"，是建设健康中国的战略主题。核心是以人民健康为中心，坚持以基层为重点，以改革创新为动力，预防为主，中西医并重，把健康融入所有政策，人民共建共享的卫生与健康工作方针，针对生活行为方式、生产生活环境以及医疗卫生服务等健康影响因素，坚持政府主导与调动社会、个人的积极性相结合，推动人人参与、人人尽力、人人享有，落实预防为主，推行健康生活方式，减少疾病发生，强化早诊断、早治疗、早康复，实现全民健康。

共建共享是建设健康中国的基本路径。从供给侧和需求侧两端发力，统筹社会、行业和个人三个层面，形成维护和促进健康的强大合力。要促进全社会广泛参与，强化跨部门协作，深化军民融合发展，调动社会力量的积极性和创造性，加强环境治理，保障食品药品安全，预防和减少伤害，有效控制影响健康的生态和社会环境危险因素，形成多层次、多元化的社会共治格局。要推动健康服务供给侧结构性改革，卫生计生、体育等行业要主动适应人民健康需求，深化体制机制改革，优化要素配置和服务供给，补齐发展短板，推动健康产业转型升级，满足人民群众不断增长的健康需求。要强化个人健康责任，提高全民健康素养，引导形成自主自律、符合自身特点的健康生活方式，有效控制影响健康的生活行为因素，形成热爱健康、追求健康、促进健康的社会氛围。

全民健康是建设健康中国的根本目的。立足全人群和全生命周期两个着力点，提供公平可及、系统连续的健康服务，实现更高水平的全民健康。要惠及全人群，不断完善制度、扩展服务、提高质量，使全体人民享有所需要的、有质量的、可负担的预防、治疗、康复、健康促进等健康服务，突出解决好妇女儿童、老年人、残疾人、低收入人群等重点人群的健康问题。要覆盖全生命周期，针对生命不同阶段的主要健康问题及主要影响因素，确定若干优先领域，强化干预，实现从胎儿到生命终点的全程健康服务和健康保障，全面维护人民健康。

## 第三章 战 略 目 标

到 2020 年，建立覆盖城乡居民的中国特色基本医疗卫生制度，健康素养水平持续提高，健康服务体系完善高效，人人享有基本医疗卫生服务和基本体育健身服务，基本形成内涵丰富、结构合理的健康产业体系，主要健康指标居于中高收入国家前列。

到 2030 年，促进全民健康的制度体系更加完善，健康领域发展更加协调，健康生活方式得到普及，健康服务质量和健康保障水平不断提高，健康产业繁荣发展，基本实现健康公平，主要健康指标进入高收入国家行列。到 2050 年，建成与社会主义现代化国家相适应的健康国家。

到 2030 年具体实现以下目标：

——人民健康水平持续提升。人民身体素质明显增强，2030 年人均预期寿命达到 79.0 岁，人均健康预期寿命显著提高。

——主要健康危险因素得到有效控制。全民健康素养大幅提高，健康生活方式得到全面普及，有利于健康的生产生活环境基本形成，食品药品安全得到有效保障，消除一批重大疾病危害。

——健康服务能力大幅提升。优质高效的整合型医疗卫生服务体系和完善的全民健身公共服务体系全面建立，健康保障体系进一步完善，健康科技创新整体实力位居世界前列，健康服务质量和水平明显提高。

——健康产业规模显著扩大。建立起体系完整、结构优化的健康产业体系，形成一批具有较强创新能力和国际竞争力的大型企业，成为国民经济支柱性产业。

——促进健康的制度体系更加完善。有利于健康的政策法律法规体系进一步健全，健康领域治理体系和治理能力基本实现现代化。

健康中国建设主要指标

领域：健康水平　指标：人均预期寿命（岁）2015 年：76.34　2020年：77.3；2030 年：79.0

领域：健康水平　指标：婴儿死亡率（‰）2015 年：8.1　2020 年：7.5　2030 年：5.0

领域：健康水平　指标：5 岁以下儿童死亡率（‰）2015 年：10.7　2020 年：9.5　2030 年：6.0

领域：健康水平　指标：孕产妇死亡率（1/10 万）2015 年：20.1　2020 年：18.0　2030 年：12.0

领域：健康水平　指标：城乡居民达到《国民体质测定标准》合格以上的人数比例（%）2015 年：89.6（2014 年）2020 年：90.6　2030 年：92.2

领域：健康生活　指标：居民健康素养水平（%）2015 年：10　2020 年：20　2030 年：30

领域：健康生活　指标：经常参加体育锻炼人数（亿人）2015 年：3.6（2014 年）2020 年：4.35　2030 年：5.3

领域：健康服务与保障　指标：重大慢性病过早死亡率（%）2015 年：19.1（2013 年）2020 年：比 2015 年降低 10%　2030 年：比 2015 年降低 30%

领域：健康服务与保障 指标：每千常住人口执业（助理）医师数（人） 2015 年：2.2 2020 年：2.5 2030 年：3.0

领域：健康服务与保障 指标：个人卫生支出占卫生总费用的比重（%） 2015 年：29.3 2020 年：28 左右 2030 年：25 左右

领域：健康环境 指标：地级及以上城市空气质量优良天数比率（%） 2015 年：76.7 2020 年：>80 2030 年：持续改善

领域：健康环境 指标：地表水质量达到或好于Ⅲ类水体比例（%） 2015 年：66 2020 年：>70 2030 年：持续改善

领域：健康产业 指标：健康服务业总规模（万亿元） 2015 年：— 2020 年：>8 2030 年：16

## 第二篇 普及健康生活

### 第四章 加强健康教育

第一节 提高全民健康素养

推进全民健康生活方式行动，强化家庭和高危个体健康生活方式指导及干预，开展健康体重、健康口腔、健康骨骼等专项行动，到 2030 年基本实现以县（市、区）为单位全覆盖。开发推广促进健康生活的适宜技术和用品。建立健康知识和技能核心信息发布制度，健全覆盖全国的健康素养和生活方式监测体系。建立健全健康促进与教育体系，提高健康教育服务能力，从小抓起，普及健康科学知识。加强精神文明建设，发展健康文化，移风易俗，培育良好的生活习惯。各级各类媒体加大健康科学知识宣传力度，积极建设和规范各类广播电视等健康栏目，利用新媒体拓展健康教育。

第二节 加大学校健康教育力度

将健康教育纳入国民教育体系，把健康教育作为所有教育阶段素质教育的重要内容。以中小学为重点，建立学校健康教育推进机制。构建相关学科教学与教育活动相结合、课堂教育与课外实践相结合、经常性宣传教育与集中式宣传教育相结合的健康教育模式。培养健康教育师资，将健康教育纳入体育教师职前教育和职后培训内容。

## 第五章　塑造自主自律的健康行为

### 第一节　引导合理膳食

制定实施国民营养计划，深入开展食物（农产品、食品）营养功能评价研究，全面普及膳食营养知识，发布适合不同人群特点的膳食指南，引导居民形成科学的膳食习惯，推进健康饮食文化建设。建立健全居民营养监测制度，对重点区域、重点人群实施营养干预，重点解决微量营养素缺乏、部分人群油脂等高热能食物摄入过多等问题，逐步解决居民营养不足与过剩并存问题。实施临床营养干预。加强对学校、幼儿园、养老机构等营养健康工作的指导。开展示范健康食堂和健康餐厅建设。到 2030 年，居民营养知识素养明显提高，营养缺乏疾病发生率显著下降，全国人均每日食盐摄入量降低 20%，超重、肥胖人口增长速度明显放缓。

### 第二节　开展控烟限酒

全面推进控烟履约，加大控烟力度，运用价格、税收、法律等手段提高控烟成效。深入开展控烟宣传教育。积极推进无烟环境建设，强化公共场所控烟监督执法。推进公共场所禁烟工作，逐步实现室内公共场所全面禁烟。领导干部要带头在公共场所禁烟，把党政机关建成无烟机关。强化戒烟服务。到 2030 年，15 岁以上人群吸烟率降低到 20%。加强限酒健康教育，控制酒精过度使用，减少酗酒。加强有害使用酒精监测。

### 第三节　促进心理健康

加强心理健康服务体系建设和规范化管理。加大全民心理健康科普宣传力度，提升心理健康素养。加强对抑郁症、焦虑症等常见精神障碍和心理行为问题的干预，加大对重点人群心理问题早期发现和及时干预力度。加强严重精神障碍患者报告登记和救治救助管理。全面推进精神障碍社区康复服务。提高突发事件心理危机的干预能力和水平。到2030年,常见精神障碍防治和心理行为问题识别干预水平显著提高。

第四节　减少不安全性行为和毒品危害

强化社会综合治理,以青少年、育龄妇女及流动人群为重点,开展性道德、性健康和性安全宣传教育和干预,加强对性传播高危行为人群的综合干预,减少意外妊娠和性相关疾病传播。大力普及有关毒品危害、应对措施和治疗途径等知识。加强全国戒毒医疗服务体系建设,早发现、早治疗成瘾者。加强戒毒药物维持治疗与社区戒毒、强制隔离戒毒和社区康复的衔接。建立集生理脱毒、心理康复、就业扶持、回归社会于一体的戒毒康复模式,最大限度地减少毒品社会危害。

## 第六章　提高全民身体素质

第一节　完善全民健身公共服务体系

统筹建设全民健身公共设施,加强健身步道、骑行道、全民健身中心、体育公园、社区多功能运动场等场地设施建设。到2030年,基本建成县乡村三级公共体育设施网络,人均体育场地面积不低于2.3平方米,在城镇社区实现15分钟健身圈全覆盖。推行公共体育设施免费或低收费开放,确保公共体育场地设施和符合开放条件的企事业单位体育场地设施全部向社会开放。加强全民健身组织网络建设,扶持和引导基层体育社会组织发展。

第二节　广泛开展全民健身运动

继续制定实施全民健身计划,普及科学健身知识和健身方法,推动全民健身生活化。组织社会体育指导员广泛开展全民健身指导服务。实施国家体育锻炼标准,发展群众健身休闲活动,丰富和完善全民健身体系。大力发展群众喜闻乐见的运动项目,鼓励开发适合不同人群、不同地域特点的特色运动项目,扶持推广太极拳、健身气功等民族民俗民间传统运动项目。

第三节　加强体医融合和非医疗健康干预

发布体育健身活动指南，建立完善针对不同人群、不同环境、不同身体状况的运动处方库，推动形成体医结合的疾病管理与健康服务模式，发挥全民科学健身在健康促进、慢性病预防和康复等方面的积极作用。加强全民健身科技创新平台和科学健身指导服务站点建设。开展国民体质测试，完善体质健康监测体系，开发应用国民体质健康监测大数据，开展运动风险评估。

第四节　促进重点人群体育活动

制定实施青少年、妇女、老年人、职业群体及残疾人等特殊群体的体质健康干预计划。实施青少年体育活动促进计划，培育青少年体育爱好，基本实现青少年熟练掌握 1 项以上体育运动技能，确保学生校内每天体育活动时间不少于 1 小时。到 2030 年，学校体育场地设施与器材配置达标率达到 100%，青少年学生每周参与体育活动达到中等强度 3 次以上，国家学生体质健康标准达标优秀率在 25% 以上。加强科学指导，促进妇女、老年人和职业群体积极参与全民健身。实行工间健身制度，鼓励和支持新建工作场所建设适当的健身活动场地。推动残疾人康复体育和健身体育广泛开展。

# 第三篇　优化健康服务

## 第七章　强化覆盖全民的公共卫生服务

第一节　防治重大疾病

实施慢性病综合防控战略，加强国家慢性病综合防控示范区建设。强化慢性病筛查和早期发现，针对高发地区重点癌症开展早诊早治工作，推动癌症、脑卒中、冠心病等慢性病的机会性筛查。基本实现高血压、糖尿病患者管理干预全覆盖，逐步将符合条件的癌症、脑卒中等重大慢性病早诊早治适宜技术纳入诊疗常规。加强学生近视、肥胖等常见病防治。到

2030 年，实现全人群、全生命周期的慢性病健康管理，总体癌症 5 年生存率提高 15%。加强口腔卫生，12 岁儿童患龋率控制在 25% 以内。

加强重大传染病防控。完善传染病监测预警机制。继续实施扩大国家免疫规划，适龄儿童国家免疫规划疫苗接种率维持在较高水平，建立预防接种异常反应补偿保险机制。加强艾滋病检测、抗病毒治疗和随访管理，全面落实临床用血核酸检测和预防艾滋病母婴传播，疫情保持在低流行水平。建立结核病防治综合服务模式，加强耐多药肺结核筛查和监测，规范肺结核诊疗管理，全国肺结核疫情持续下降。有效应对流感、手足口病、登革热、麻疹等重点传染病疫情。继续坚持以传染源控制为主的血吸虫病综合防治策略，全国所有流行县达到消除血吸虫病标准。继续巩固全国消除疟疾成果。全国所有流行县基本控制包虫病等重点寄生虫病流行。保持控制和消除重点地方病，地方病不再成为危害人民健康的重点问题。加强突发急性传染病防治，积极防范输入性突发急性传染病，加强鼠疫等传统烈性传染病防控。强化重大动物源性传染病的源头治理。

第二节　完善计划生育服务管理

健全人口与发展的综合决策体制机制，完善有利于人口均衡发展的政策体系。改革计划生育服务管理方式，更加注重服务家庭，构建以生育支持、幼儿养育、青少年发展、老人赡养、病残照料为主题的家庭发展政策框架，引导群众负责任、有计划地生育。完善国家计划生育技术服务政策，加大再生育计划生育技术服务保障力度。全面推行知情选择，普及避孕节育和生殖健康知识。完善计划生育家庭奖励扶助制度和特别扶助制度，实行奖励扶助金标准动态调整。坚持和完善计划生育目标管理责任制，完善宣传倡导、依法管理、优质服务、政策推动、综合治理的计划生育长效工作机制。建立健全出生人口监测工作机制。继续开展出生人口性别比治理。到 2030 年，全国出生人口性别比实现自然平衡。

第三节　推进基本公共卫生服务均等化

继续实施完善国家基本公共卫生服务项目和重大公共卫生服务项目，

加强疾病经济负担研究，适时调整项目经费标准，不断丰富和拓展服务内容，提高服务质量，使城乡居民享有均等化的基本公共卫生服务，做好流动人口基本公共卫生计生服务均等化工作。

### 第八章 提供优质高效的医疗服务

第一节 完善医疗卫生服务体系

全面建成体系完整、分工明确、功能互补、密切协作、运行高效的整合型医疗卫生服务体系。县和市域内基本医疗卫生资源按常住人口和服务半径合理布局，实现人人享有均等化的基本医疗卫生服务；省级及以上分区域统筹配置，整合推进区域医疗资源共享，基本实现优质医疗卫生资源配置均衡化，省域内人人享有均质化的危急重症、疑难病症诊疗和专科医疗服务；依托现有机构，建设一批引领国内、具有全球影响力的国家级医学中心，建设一批区域医学中心和国家临床重点专科群，推进京津冀、长江经济带等区域医疗卫生协同发展，带动医疗服务区域发展和整体水平提升。加强康复、老年病、长期护理、慢性病管理、安宁疗护等接续性医疗机构建设。实施健康扶贫工程，加大对中西部贫困地区医疗卫生机构建设支持力度，提升服务能力，保障贫困人口健康。到 2030 年，15 分钟基本医疗卫生服务圈基本形成，每千常住人口注册护士数达到 4.7 人。

第二节 创新医疗卫生服务供给模式

建立专业公共卫生机构、综合和专科医院、基层医疗卫生机构"三位一体"的重大疾病防控机制，建立信息共享、互联互通机制，推进慢性病防、治、管整体融合发展，实现医防结合。建立不同层级、不同类别、不同举办主体医疗卫生机构间目标明确、权责清晰的分工协作机制，不断完善服务网络、运行机制和激励机制，基层普遍具备居民健康守门人的能力。完善家庭医生签约服务，全面建立成熟完善的分级诊疗制度，形成基层首诊、双向转诊、上下联动、急慢分治的合理就医秩序，健全治疗—康复—长期护理服务链。引导三级公立医院逐步减少普通门诊，重点发展危急重症、疑难病症诊疗。完善医疗联合体、医院集团等多种分工协作模式，提高服务体系整体绩效。加快医疗卫生领域军民融合，积极发挥军队医疗卫生机构作用，更好地为人民服务。

第三节　提升医疗服务水平和质量

建立与国际接轨、体现中国特色的医疗质量管理与控制体系，基本健全覆盖主要专业的国家、省、市三级医疗质量控制组织，推出一批国际化标准规范。建设医疗质量管理与控制信息化平台，实现全行业全方位精准、实时管理与控制，持续改进医疗质量和医疗安全，提升医疗服务同质化程度，再住院率、抗菌药物使用率等主要医疗服务质量指标达到或接近世界先进水平。全面实施临床路径管理，规范诊疗行为，优化诊疗流程，增强患者就医获得感。推进合理用药，保障临床用血安全，基本实现医疗机构检查、检验结果互认。加强医疗服务人文关怀，构建和谐医患关系。依法严厉打击涉医违法犯罪行为特别是伤害医务人员的暴力犯罪行为，保护医务人员安全。

## 第九章　充分发挥中医药独特优势

第一节　提高中医药服务能力

实施中医临床优势培育工程，强化中医药防治优势病种研究，加强中西医结合，提高重大疑难病、危急重症临床疗效。大力发展中医非药物疗法，使其在常见病、多发病和慢性病防治中发挥独特作用。发展中医特色康复服务。健全覆盖城乡的中医医疗保健服务体系。在乡镇卫生院和社区卫生服务中心建立中医馆、国医堂等中医综合服务区，推广适宜技术，所有基层医疗卫生机构都能够提供中医药服务。促进民族医药发展。到 2030 年，中医药在治未病中的主导作用、在重大疾病治疗中的协同作用、在疾病康复中的核心作用得到充分发挥。

第二节　发展中医养生保健治未病服务

实施中医治未病健康工程，将中医药优势与健康管理结合，探索融健康文化、健康管理、健康保险为一体的中医健康保障模式。鼓励社会力量举办规范的中医养生保健机构，加快养生保健服务发展。拓展中医医院服务领域，为群众提供中医健康咨询评估、干预调理、随访管理等治未病服务。鼓励中医医疗机构、中医医师为中医养生保健机构提供保健咨询和调理等技术支持。开展中医中药中国行活动，大力传播中医药知识和易于掌握的养生保健技术方法，加强中医药非物质文化遗产的保护和传承运用，实现中医药健康养生文化创造性转化、创新性发展。

第三节 推进中医药继承创新

实施中医药传承创新工程，重视中医药经典医籍研读及挖掘，全面系统继承历代各家学术理论、流派及学说，不断弘扬当代名老中医药专家学术思想和临床诊疗经验，挖掘民间诊疗技术和方药，推进中医药文化传承与发展。建立中医药传统知识保护制度，制定传统知识保护名录。融合现代科技成果，挖掘中药方剂，加强重大疑难疾病、慢性病等中医药防治技术和新药研发，不断推动中医药理论与实践发展。发展中医药健康服务，加快打造全产业链服务的跨国公司和国际知名的中国品牌，推动中医药走向世界。保护重要中药资源和生物多样性，开展中药资源普查及动态监测。建立大宗、道地和濒危药材种苗繁育基地，提供中药材市场动态监测信息，促进中药材种植业绿色发展。

## 第十章 加强重点人群健康服务

第一节 提高妇幼健康水平

实施母婴安全计划，倡导优生优育，继续实施住院分娩补助制度，向孕产妇免费提供生育全过程的基本医疗保健服务。加强出生缺陷综合防治，构建覆盖城乡居民，涵盖孕前、孕期、新生儿各阶段的出生缺陷防治体系。实施健康儿童计划，加强儿童早期发展，加强儿科建设，加大儿童重点疾病防治力度，扩大新生儿疾病筛查，继续开展重点地区儿童营养改善等项目。提高妇女常见病筛查率和早诊早治率。实施妇幼健康和计划生育服务保障工程，提升孕产妇和新生儿危急重症救治能力。

第二节　促进健康老龄化

推进老年医疗卫生服务体系建设，推动医疗卫生服务延伸至社区、家庭。健全医疗卫生机构与养老机构合作机制，支持养老机构开展医疗服务。推进中医药与养老融合发展，推动医养结合，为老年人提供治疗期住院、康复期护理、稳定期生活照料、安宁疗护一体化的健康和养老服务，促进慢性病全程防治管理服务同居家、社区、机构养老紧密结合。鼓励社会力量兴办医养结合机构。加强老年常见病、慢性病的健康指导和综合干预，强化老年人健康管理。推动开展老年心理健康与关怀服务，加强老年痴呆症等的有效干预。推动居家老人长期照护服务发展，全面建立经济困难的高龄、失能老人补贴制度，建立多层次长期护理保障制度。进一步完善政策，使老年人更便捷获得基本药物。

第三节　维护残疾人健康

制定实施残疾预防和残疾人康复条例。加大符合条件的低收入残疾人医疗救助力度，将符合条件的残疾人医疗康复项目按规定纳入基本医疗保险支付范围。建立残疾儿童康复救助制度，有条件的地方对残疾人基本型辅助器具给予补贴。将残疾人康复纳入基本公共服务，实施精准康复，为城乡贫困残疾人、重度残疾人提供基本康复服务。完善医疗机构无障碍设施，改善残疾人医疗服务。进一步完善康复服务体系，加强残疾人康复和托养设施建设，建立医疗机构与残疾人专业康复机构双向转诊机制，推动基层医疗卫生机构优先为残疾人提供基本医疗、公共卫生和健康管理等签约服务。制定实施国家残疾预防行动计划，增强全社会残疾预防意识，开展全人群、全生命周期残疾预防，有效控制残疾的发生和发展。加强对致残疾病及其他致残因素的防控。推动国家残疾预防综合试验区试点工作。继续开展防盲治盲和防聋治聋工作。

# 第四篇　完善健康保障

## 第十一章　健全医疗保障体系

### 第一节　完善全民医保体系

健全以基本医疗保障为主体、其他多种形式补充保险和商业健康保险为补充的多层次医疗保障体系。整合城乡居民基本医保制度和经办管理。健全基本医疗保险稳定可持续筹资和待遇水平调整机制，实现基金中长期精算平衡。完善医保缴费参保政策，均衡单位和个人缴费负担，合理确定政府与个人分担比例。改进职工医保个人账户，开展门诊统筹。进一步健全重特大疾病医疗保障机制，加强基本医保、城乡居民大病保险、商业健康保险与医疗救助等的有效衔接。到2030年，全民医保体系成熟定型。

### 第二节　健全医保管理服务体系

严格落实医疗保险基金预算管理。全面推进医保支付方式改革，积极推进按病种付费、按人头付费，积极探索按疾病诊断相关分组付费（DRGs）、按服务绩效付费，形成总额预算管理下的复合式付费方式，健全医保经办机构与医疗机构的谈判协商与风险分担机制。加快推进基本医保异地就医结算，实现跨省异地安置退休人员住院医疗费用直接结算和符合转诊规定的异地就医住院费用直接结算。全面实现医保智能监控，将医保对医疗机构的监管延伸到医务人员。逐步引入社会力量参与医保经办。加强医疗保险基础标准建设和应用。到2030年，全民医保管理服务体系完善高效。

### 第三节　积极发展商业健康保险

落实税收等优惠政策，鼓励企业、个人参加商业健康保险及多种形式的补充保险。丰富健康保险产品，鼓励开发与健康管理服务相关的健康保险产品。促进商业保险公司与医疗、体检、护理等机构合作，发展健康管理组织等新型组织形式。到2030年，现代商业健康保险服务业进一步发展,商业健康保险赔付支出占卫生总费用比重显著提高。

## 第十二章　完善药品供应保障体系

### 第一节　深化药品、医疗器械流通体制改革

推进药品、医疗器械流通企业向供应链上下游延伸开展服务,形成现代流通新体系。规范医药电子商务,丰富药品流通渠道和发展模式。推广应用现代物流管理与技术,健全中药材现代流通网络与追溯体系。落实医疗机构药品、耗材采购主体地位,鼓励联合采购。完善国家药品价格谈判机制。建立药品出厂价格信息可追溯机制。强化短缺药品供应保障和预警,完善药品储备制度和应急供应机制。建设遍及城乡的现代医药流通网络,提高基层和边远地区药品供应保障能力。

### 第二节　完善国家药物政策

巩固完善国家基本药物制度,推进特殊人群基本药物保障。完善现有免费治疗药品政策,增加艾滋病防治等特殊药物免费供给。保障儿童用药。完善罕见病用药保障政策。建立以基本药物为重点的临床综合评价体系。按照政府调控和市场调节相结合的原则,完善药品价格形成机制。强化价格、医保、采购等政策的衔接,坚持分类管理,加强对市场竞争不充分药品和高值医用耗材的价格监管,建立药品价格信息监测和信息公开制度,制定完善医保药品支付标准政策。

## 第五篇　建设健康环境

## 第十三章　深入开展爱国卫生运动

### 第一节　加强城乡环境卫生综合整治

持续推进城乡环境卫生整洁行动,完善城乡环境卫生基础设施和长效机制,统筹治理城乡环境卫生问题。加大农村人居环境治理力度,全面加强农村垃圾治理,实施农村生活污水治理工程,大力推广清洁能源。到2030 年,努力把我国农村建设成为人居环境干净整洁、适合居民生活养老

的美丽家园，实现人与自然和谐发展。实施农村饮水安全巩固提升工程，推动城镇供水设施向农村延伸，进一步提高农村集中供水率、自来水普及率、水质达标率和供水保证率，全面建立从源头到龙头的农村饮水安全保障体系。加快无害化卫生厕所建设，力争到2030年，全国农村居民基本都能用上无害化卫生厕所。实施以环境治理为主的病媒生物综合预防控制策略。深入推进国家卫生城镇创建，力争到2030年，国家卫生城市数量提高到全国城市总数的50%，有条件的省（自治区、直辖市）实现全覆盖。

第二节　建设健康城市和健康村镇

把健康城市和健康村镇建设作为推进健康中国建设的重要抓手，保障与健康相关的公共设施用地需求，完善相关公共设施体系、布局和标准，把健康融入城乡规划、建设、治理的全过程，促进城市与人民健康协调发展。针对当地居民主要健康问题，编制实施健康城市、健康村镇发展规划。广泛开展健康社区、健康村镇、健康单位、健康家庭等建设，提高社会参与度。重点加强健康学校建设，加强学生健康危害因素监测与评价，完善学校食品安全管理、传染病防控等相关政策。加强健康城市、健康村镇建设监测与评价。到2030年，建成一批健康城市、健康村镇建设的示范市和示范村镇。

## 第十四章　加强影响健康的环境问题治理

第一节　深入开展大气、水、土壤等污染防治

以提高环境质量为核心，推进联防联控和流域共治，实行环境质量目标考核，实施最严格的环境保护制度，切实解决影响广大人民群众健康的突出环境问题。深入推进产业园区、新城、新区等开发建设规划环评，严格建设项目环评审批，强化源头预防。深化区域大气污染联防联控，建立常态化区域协作机制。完善重度及以上污染天气的区域联合预警机制。全面实施城市空气质量达标管理，促进全国城市环境空气质量明显改善。推

进饮用水水源地安全达标建设。强化地下水管理和保护，推进地下水超采区治理与污染综合防治。开展国家土壤环境质量监测网络建设，建立建设用地土壤环境质量调查评估制度，开展土壤污染治理与修复。以耕地为重点，实施农用地分类管理。全面加强农业面源污染防治，有效保护生态系统和遗传多样性。加强噪声污染防控。

第二节　实施工业污染源全面达标排放计划

全面实施工业污染源排污许可管理，推动企业开展自行监测和信息公开，建立排污台账，实现持证按证排污。加快淘汰高污染、高环境风险的工艺、设备与产品。开展工业集聚区污染专项治理。以钢铁、水泥、石化等行业为重点，推进行业达标排放改造。

第三节　建立健全环境与健康监测、调查和风险评估制度

逐步建立健全环境与健康管理制度。开展重点区域、流域、行业环境与健康调查，建立覆盖污染源监测、环境质量监测、人群暴露监测和健康效应监测的环境与健康综合监测网络及风险评估体系。实施环境与健康风险管理。划定环境健康高风险区域，开展环境污染对人群健康影响的评价，探索建立高风险区域重点项目健康风险评估制度。建立环境健康风险沟通机制。建立统一的环境信息公开平台，全面推进环境信息公开。推进县级及以上城市空气质量监测和信息发布。

## 第十五章　保障食品药品安全

第一节　加强食品安全监管

完善食品安全标准体系，实现食品安全标准与国际标准基本接轨。加强食品安全风险监测评估，到 2030 年，食品安全风险监测与食源性疾病报告网络实现全覆盖。全面推行标准化、清洁化农业生产，深入开展农产品质量安全风险评估，推进农兽药残留、重金属污染综合治理，实施兽药抗菌药治理行动。加强对食品原产地指导监管，完善农产品市场准入制度。建立食用农产品全程追溯协作机制，完善统一权威的食品安全监管体

制，建立职业化检查员队伍，加强检验检测能力建设，强化日常监督检查，扩大产品抽检覆盖面。加强互联网食品经营治理。加强进口食品准入管理，加大对境外源头食品安全体系检查力度，有序开展进口食品指定口岸建设。推动地方政府建设出口食品农产品质量安全示范区。推进食品安全信用体系建设，完善食品安全信息公开制度。健全从源头到消费全过程的监管格局，严守从农田到餐桌的每一道防线，让人民群众吃得安全、吃得放心。

第二节　强化药品安全监管

深化药品（医疗器械）审评审批制度改革，研究建立以临床疗效为导向的审批制度，提高药品（医疗器械）审批标准。加快创新药（医疗器械）和临床急需新药（医疗器械）的审评审批，推进仿制药质量和疗效一致性评价。完善国家药品标准体系，实施医疗器械标准提高计划，积极推进中药（材）标准国际化进程。全面加强药品监管，形成全品种、全过程的监管链条。加强医疗器械和化妆品监管。

## 第十六章　完善公共安全体系

第一节　强化安全生产和职业健康

加强安全生产，加快构建风险等级管控、隐患排查治理两条防线，切实降低重特大事故发生频次和危害后果。强化行业自律和监督管理职责，推动企业落实主体责任，推进职业病危害源头治理，强化矿山、危险化学品等重点行业领域安全生产监管。开展职业病危害基本情况普查，健全有针对性的健康干预措施。进一步完善职业安全卫生标准体系，建立完善重点职业病监测与职业病危害因素监测、报告和管理网络，遏制尘肺病和职业中毒高发势头。建立分级分类监管机制，对职业病危害高风险企业实施重点监管。开展重点行业领域职业病危害专项治理。强化职业病报告制度，开展用人单位职业健康促进工作，预防和控制工伤事故及职业病发生。加强全国个人辐射剂量管理和放射诊疗辐射防护。

第二节 促进道路交通安全

加强道路交通安全设施设计、规划和建设，组织实施公路安全生命防护工程，治理公路安全隐患。严格道路运输安全管理，提升企业安全自律意识，落实运输企业安全生产主体责任。强化安全运行监管能力和安全生产基础支撑。进一步加强道路交通安全治理，提高车辆安全技术标准，提高机动车驾驶人和交通参与者综合素质。到2030年，力争实现道路交通万车死亡率下降30%。

第三节 预防和减少伤害

建立伤害综合监测体系，开发重点伤害干预技术指南和标准。加强儿童和老年人伤害预防和干预，减少儿童交通伤害、溺水和老年人意外跌落，提高儿童玩具和用品安全标准。预防和减少自杀、意外中毒。建立消费品质量安全事故强制报告制度，建立产品伤害监测体系，强化重点领域质量安全监管，减少消费品安全伤害。

第四节 提高突发事件应急能力

加强全民安全意识教育。建立健全城乡公共消防设施建设和维护管理责任机制，到2030年，城乡公共消防设施基本实现全覆盖。提高防灾减灾和应急能力。完善突发事件卫生应急体系，提高早期预防、及时发现、快速反应和有效处置能力。建立包括军队医疗卫生机构在内的海陆空立体化的紧急医学救援体系，提升突发事件紧急医学救援能力。到2030年，建立起覆盖全国、较为完善的紧急医学救援网络，突发事件卫生应急处置能力和紧急医学救援能力达到发达国家水平。进一步健全医疗急救体系，提高救治效率。到2030年，力争将道路交通事故死伤比基本降低到中等发达国家水平。

第五节 健全口岸公共卫生体系

建立全球传染病疫情信息智能监测预警、口岸精准检疫的口岸传染病预防控制体系和种类齐全的现代口岸核生化有害因子防控体系，建立基于源头防控、境内外联防联控的口岸突发公共卫生事件应对机制，健全口岸病媒生物及各类重大传染病监测控制机制，主动预防、控制和应对境外突发公共卫生事件。持续巩固和提升口岸核心能力，创建国际卫生机场（港口）。完善国际旅行与健康信息网络，提供及时有效的国际旅行健康指导，建成国际一流的国际旅行健康服务体系，保障出入境人员健康安全。

提高动植物疫情疫病防控能力，加强进境动植物检疫风险评估准入管理，强化外来动植物疫情疫病和有害生物查验截获、检测鉴定、除害处理、监测防控规范化建设，健全对购买和携带人员、单位的问责追究体系，防控国际动植物疫情疫病及有害生物跨境传播。健全国门生物安全查验机制，有效防范物种资源丧失和外来物种入侵。

## 第六篇　发展健康产业

### 第十七章　优化多元办医格局

进一步优化政策环境，优先支持社会力量举办非营利性医疗机构，推进和实现非营利性民营医院与公立医院同等待遇。鼓励医师利用业余时间、退休医师到基层医疗卫生机构执业或开设工作室。个体诊所设置不受规划布局限制。破除社会力量进入医疗领域的不合理限制和隐性壁垒。逐步扩大外资兴办医疗机构的范围。加大政府购买服务的力度，支持保险业投资、设立医疗机构，推动非公立医疗机构向高水平、规模化方向发展，鼓励发展专业性医院管理集团。加强政府监管、行业自律与社会监督，促进非公立医疗机构规范发展。

### 第十八章　发展健康服务新业态

积极促进健康与养老、旅游、互联网、健身休闲、食品融合，催生健康新产业、新业态、新模式。发展基于互联网的健康服务，鼓励发展健康体检、咨询等健康服务，促进个性化健康管理服务发展，培育一批有特色的健康管理服务产业，探索推进可穿戴设备、智能健康电子产品和健康医疗移动应用服务等发展。规范发展母婴照料服务。培育健康文化产业和体育医疗康复产业。制定健康医疗旅游行业标准、规范，打造具有国际竞争力的健康医疗旅游目的地。大力发展中医药健康旅游。打造一批知名品牌和良性循环的健康服务产业集群，扶持一大批中小微企业配套发展。

引导发展专业的医学检验中心、医疗影像中心、病理诊断中心和血液透析中心等。支持发展第三方医疗服务评价、健康管理服务评价，以及健康市场调查和咨询服务。鼓励社会力量提供食品药品检测服务。完善科技中介体系，大力发展专业化、市场化医药科技成果转化服务。

## 第十九章　积极发展健身休闲运动产业

进一步优化市场环境，培育多元主体，引导社会力量参与健身休闲设施建设运营。推动体育项目协会改革和体育场馆资源所有权、经营权分离改革，加快开放体育资源，创新健身休闲运动项目推广普及方式，进一步健全政府购买体育公共服务的体制机制，打造健身休闲综合服务体。鼓励发展多种形式的体育健身俱乐部，丰富业余体育赛事，积极培育冰雪、山地、水上、汽摩、航空、极限、马术等具有消费引领特征的时尚休闲运动项目，打造具有区域特色的健身休闲示范区、健身休闲产业带。

## 第二十章　促进医药产业发展

### 第一节　加强医药技术创新

完善政产学研用协同创新体系，推动医药创新和转型升级。加强专利药、中药新药、新型制剂、高端医疗器械等创新能力建设，推动治疗重大疾病的专利到期药物实现仿制上市。大力发展生物药、化学药新品种、优质中药、高性能医疗器械、新型辅料包材和制药设备，推动重大药物产业化，加快医疗器械转型升级，提高具有自主知识产权的医学诊疗设备、医用材料的国际竞争力。加快发展康复辅助器具产业，增强自主创新能力。健全质量标准体系，提升质量控制技术，实施绿色和智能改造升级，到

2030年，药品、医疗器械质量标准全面与国际接轨。

第二节 提升产业发展水平

发展专业医药园区，支持组建产业联盟或联合体，构建创新驱动、绿色低碳、智能高效的先进制造体系，提高产业集中度，增强中高端产品供给能力。大力发展医疗健康服务贸易，推动医药企业走出去和国际产业合作，提高国际竞争力。到2030年，具有自主知识产权新药和诊疗装备国际市场份额大幅提高，高端医疗设备市场国产化率大幅提高，实现医药工业中高速发展和向中高端迈进，跨入世界制药强国行列。推进医药流通行业转型升级，减少流通环节，提高流通市场集中度，形成一批跨国大型药品流通企业。

## 第七篇 健全支撑与保障

### 第二十一章 深化体制机制改革

第一节 把健康融入所有政策

加强各部门各行业的沟通协作，形成促进健康的合力。全面建立健康影响评价评估制度，系统评估各项经济社会发展规划和政策、重大工程项目对健康的影响，健全监督机制。畅通公众参与渠道，加强社会监督。

第二节 全面深化医药卫生体制改革

加快建立更加成熟定型的基本医疗卫生制度，维护公共医疗卫生的公益性，有效控制医药费用不合理增长，不断解决群众看病就医问题。推进政事分开、管办分开，理顺公立医疗卫生机构与政府的关系，建立现代公立医院管理制度。清晰划分中央和地方以及地方各级政府医药卫生管理事权，实施属地化和全行业管理。推进军队医院参加城市公立医院改革、纳入国家分级诊疗体系工作。健全卫生计生全行业综合监管体系。

第三节 完善健康筹资机制

健全政府健康领域相关投入机制，调整优化财政支出结构，加大健康领域投入力度，科学合理界定中央政府和地方政府支出责任，履行政府保障基本健康服务需求的责任。中央财政在安排相关转移支付时对经济欠发达地区予以倾斜，提高资金使用效益。建立结果导向的健康投入机制，开展健康投入绩效监测和评价。充分调动社会组织、企业等的积极性，形成多元筹资格局。鼓励金融等机构创新产品和服务，完善扶持措施。大力发展慈善事业，鼓励社会和个人捐赠与互助。

第四节　加快转变政府职能

进一步推进健康相关领域简政放权、放管结合、优化服务。继续深化药品、医疗机构等审批改革，规范医疗机构设置审批行为。推进健康相关部门依法行政，推进政务公开和信息公开。加强卫生计生、体育、食品药品等健康领域监管创新，加快构建事中和事后监管体系，全面推开"双随机、一公开"机制建设。推进综合监管，加强行业自律和诚信建设，鼓励行业协会商会发展，充分发挥社会力量在监管中的作用，促进公平竞争，推动健康相关行业科学发展，简化健康领域公共服务流程，优化政府服务，提高服务效率。

## 第二十二章　加强健康人力资源建设

第一节　加强健康人才培养培训

加强医教协同，建立完善医学人才培养供需平衡机制。改革医学教育制度，加快建成适应行业特点的院校教育、毕业后教育、继续教育三阶段有机衔接的医学人才培养培训体系。完善医学教育质量保障机制，建立与国际医学教育实质等效的医学专业认证制度。以全科医生为重点，加强基层人才队伍建设。完善住院医师与专科医师培养培训制度，建立公共卫生与临床医学复合型高层次人才培养机制。强化面向全员的继续医学教育制度。加大基层和偏远地区扶持力度。加强全科、儿科、产科、精神科、病理、护理、助产、康复、心理健康等急需紧缺专业人才培养培训。加强药师和中医药健康服务、卫生应急、卫生信息化复合人才队伍建设。加强高层次人才队伍建设，引进和培养一批具有国际领先水平的学科带头人。推进卫生管理人员专业化、职业化。调整优化适应健康服务产业发展的医学教育专业结构，加大养老护理员、康复治疗师、心理咨询师等健康人才培养培训力度。支持建立以国家健康医疗开放大学为基础、中国健康医疗教育慕课联盟为支撑的健康教育培训云平台，便捷医务人员终身教育。加强社会体育指导员队伍建设，到 2030 年，实现每千人拥有社会体育指导员2.3 名。

第二节 创新人才使用评价激励机制

落实医疗卫生机构用人自主权，全面推行聘用制，形成能进能出的灵活用人机制。落实基层医务人员工资政策。创新医务人员使用、流动与服务提供模式，积极探索医师自由执业、医师个体与医疗机构签约服务或组建医生集团。建立符合医疗卫生行业特点的人事薪酬制度。对接国际通行模式，进一步优化和完善护理、助产、医疗辅助服务、医疗卫生技术等方面人员评价标准。创新人才评价机制，不将论文、外语、科研等作为基层卫生人才职称评审的硬性要求，健全符合全科医生岗位特点的人才评价机制。

## 第二十三章 推动健康科技创新

第一节 构建国家医学科技创新体系

大力加强国家临床医学研究中心和协同创新网络建设，进一步强化实验室、工程中心等科研基地能力建设，依托现有机构推进中医药临床研究基地和科研机构能力建设，完善医学研究科研基地布局。加强资源整合和数据交汇，统筹布局国家生物医学大数据、生物样本资源、实验动物资源等资源平台，建设心脑血管、肿瘤、老年病等临床医学数据示范中心。实施中国医学科学院医学与健康科技创新工程。加快生物医药和大健康产业基地建设，培育健康产业高新技术企业，打造一批医学研究和健康产业创新中心，促进医研企结合，推进医疗机构、科研院所、高等学校和企业等创新主体高效协同。加强医药成果转化推广平台建设，促进医学成果转化推广。建立更好的医学创新激励机制和以应用为导向的成果评价机制，进一步健全科研基地、生物安全、技术评估、医学研究标准与规范、医学伦理与科研诚信、知识产权等保障机制，加强科卫协同、军民融合、省部合作，有效提升基础前沿、关键共性、社会公益和战略高科技的研究水平。

第二节　推进医学科技进步

启动实施脑科学与类脑研究、健康保障等重大科技项目和重大工程，推进国家科技重大专项、国家重点研发计划重点专项等科技计划。发展组学技术、干细胞与再生医学、新型疫苗、生物治疗等医学前沿技术，加强慢病防控、精准医学、智慧医疗等关键技术突破，重点部署创新药物开发、医疗器械国产化、中医药现代化等任务，显著增强重大疾病防治和健康产业发展的科技支撑能力。力争到 2030 年，科技论文影响力和三方专利总量进入国际前列，进一步提高科技创新对医药工业增长贡献率和成果转化率。

## 第二十四章　建设健康信息化服务体系

第一节　完善人口健康信息服务体系建设

全面建成统一权威、互联互通的人口健康信息平台，规范和推动"互联网＋健康医疗"服务，创新互联网健康医疗服务模式，持续推进覆盖全生命周期的预防、治疗、康复和自主健康管理一体化的国民健康信息服务。实施健康中国云服务计划，全面建立远程医疗应用体系，发展智慧健康医疗便民惠民服务。建立人口健康信息化标准体系和安全保护机制。做好公民入伍前与退伍后个人电子健康档案军地之间接续共享。到 2030 年，实现国家省市县四级人口健康信息平台互通共享、规范应用，人人拥有规范化的电子健康档案和功能完备的健康卡，远程医疗覆盖省市县乡四级医疗卫生机构，全面实现人口健康信息规范管理和使用，满足个性化服务和精准化医疗的需求。

第二节　推进健康医疗大数据应用

　　加强健康医疗大数据应用体系建设，推进基于区域人口健康信息平台的医疗健康大数据开放共享、深度挖掘和广泛应用。消除数据壁垒，建立跨部门跨领域密切配合、统一归口的健康医疗数据共享机制，实现公共卫生、计划生育、医疗服务、医疗保障、药品供应、综合管理等应用信息系统数据采集、集成共享和业务协同。建立和完善全国健康医疗数据资源目录体系，全面深化健康医疗大数据在行业治理、临床和科研、公共卫生、教育培训等领域的应用，培育健康医疗大数据应用新业态。加强健康医疗大数据相关法规和标准体系建设，强化国家、区域人口健康信息工程技术能力，制定分级分类分域的数据应用政策规范，推进网络可信体系建设，注重内容安全、数据安全和技术安全，加强健康医疗数据安全保障和患者隐私保护。加强互联网健康服务监管。

## 第二十五章　加强健康法治建设

　　推动颁布并实施基本医疗卫生法、中医药法，修订实施药品管理法，加强重点领域法律法规的立法和修订工作，完善部门规章和地方政府规章，健全健康领域标准规范和指南体系。强化政府在医疗卫生、食品、药品、环境、体育等健康领域的监管职责，建立政府监管、行业自律和社会监督相结合的监督管理体制。加强健康领域监督执法体系和能力建设。

## 第二十六章　加强国际交流合作

　　实施中国全球卫生战略，全方位积极推进人口健康领域的国际合作。以双边合作机制为基础，创新合作模式，加强人文交流，促进我国和"一带一路"沿线国家卫生合作。加强南南合作，落实中非公共卫生合作计划，继续向发展中国家派遣医疗队员，重点加强包括妇幼保健在内的医疗援助，重点支持疾病预防控制体系建设。加强中医药国际交流与合作。充分利用国家高层战略对话机制，将卫生纳入大国外交议程。积极参与全球卫生治理，在相关国际标准、规范、指南等的研究、谈判与制定中发挥影响，提升健康领域国际影响力和制度性话语权。

## 第八篇　强化组织实施

### 第二十七章　加强组织领导

完善健康中国建设推进协调机制，统筹协调推进健康中国建设全局性工作，审议重大项目、重大政策、重大工程、重大问题和重要工作安排，加强战略谋划，指导部门、地方开展工作。

各地区各部门要将健康中国建设纳入重要议事日程，健全领导体制和工作机制，将健康中国建设列入经济社会发展规划，将主要健康指标纳入各级党委和政府考核指标，完善考核机制和问责制度，做好相关任务的实施落实工作。注重发挥工会、共青团、妇联、残联等群团组织以及其他社会组织的作用，充分发挥民主党派、工商联和无党派人士作用，最大限度凝聚全社会共识和力量。

### 第二十八章　营造良好社会氛围

大力宣传党和国家关于维护促进人民健康的重大战略思想和方针政策，宣传推进健康中国建设的重大意义、总体战略、目标任务和重大举措。加强正面宣传、舆论监督、科学引导和典型报道，增强社会对健康中国建设的普遍认知，形成全社会关心支持健康中国建设的良好社会氛围。

### 第二十九章　做好实施监测

制定实施五年规划等政策文件，对本规划纲要各项政策和措施进行细化完善，明确各个阶段所要实施的重大工程、重大项目和重大政策。建立常态化、经常化的督查考核机制，强化激励和问责。建立健全监测评价机制，制定规划纲要任务部门分工方案和监测评估方案，并对实施进度和效果进行年度监测和评估，适时对目标任务进行必要调整。充分尊重人民群众的首创精神，对各地在实施规划纲要中好的做法和有效经验，要及时总结，积极推广。

# 参考文献

［1］Anindita, Erika. Tobacco farming no longer profitable, survey finds［R］. The Jakarta Post 30 October 2015.http://www.the jakarta post.com/news/2015/10/30/tobacco-farming-no-longer-profitable-survey-finds.html.

［2］United Nations Secretary-General to the 70th session of the General Assembly . Improving global road safety［R］. http://www.unece.org/fileadmin/DAM/trans/doc/2015/wp1/UNSG_Report_70_386_Chinese.pdf.

［3］WHO. Global status report on road safety 2015［R］. http://www.who.int/violence_injury_prevention/road_safety_status/2015/en/.

［4］WHO. Health statistics and information systems: Estimates for 2000-2012［R］. http://www.who.int/healthinfo/global_burden_disease/estimates/en/index1.html.

［5］WHO. WHO Framework for Country Action Across Sectors for Health and Health Equity: Selected Case Studies［R］. Updated on 12 May 2015. http://www.who.int/nmh/events/2015/case-studies-framework.pdf?ua=1.

［6］Meng, Qun, Ling Xu, Yaoguang Zhang,et al. Trends in Access to Health Services and Financial Protection in China between 2003 and 2011: A Cross-sectional Study［J］. The Lancet ,379(9818):805-814.

［7］Xu, Jin, and Qingyue Meng. People Centered Health Care: Towards a New Structure of Health Service Delivery in China［R］. The World Bank. Washington, DC USA.

［8］Sun, Zesheng, Shuhong Wang, and Stephen R.Barnes. Understanding Congestion in China's Medical Market: An Incentive Structure Perspective［J］. Health Policy and Planning, 1-14.

［9］Eggleston, Karen, Li Ling, et al. Health Service Delivery in China: A Literature Review［J］. Health Economics,17 (2):149-165.

［10］He, Alex Jingwei, and Qingyue Meng. An Interim Interdisciplinary Evaluation of China's National Health Care Reform: Emerging Evidence and New Perspectives［J］.

Journal of Asian Public Policy,8 (1):1-18.

［11］McCollum, Rosalind, Lieping Chen, et al. Experiences with Primary Healthcare in Fuzhou, Urban China, in the Context of Health Sector Reform: A Mixed Methods Study［J］. The International Journal of Health Planning and Management, 29 (2):e107-e126.

［12］Xu, D., B. Sun, X. Wan, et al. Reformation of Medical Education in China［J］. The Lancet,375: 1502–1504.

［13］Qian, Jiwei. Reallocating Authority in the Chinese Health System: An Institutional Perspective［J］. Journal of Asian Public Policy, 8 (1):19-35.

［14］World Health Organization, National Health Accounts［R］. http://www.who.int/ nha.

［15］Bayarsaikhan D, Muiser J. Financing health promotion［R］. Geneva, World Health Organization,(2007),Health Systems Financing Discussion Paper ,No. 4.

［16］Srithamrongsawat,S., et al. Funding health promotion and prevention – the Thai experience［R］. World health report 2010 background paper , No. 48.

［17］Tangcharoensathien V et al. Innovative financing of health promotion［J］. International Encyclopedia of Public Health, Academic Press,2008:624–637.

［18］WHO.The World Health Report 2008-primary Health Care (Now More Than Ever)［R］. http://www.who.int/whr/2008/08_contents_en.pdf?ua=1 .

［19］WHO.The World Health Report 2010-Health systems financing: the path to universal coverage［R］. http://www.who.int/whr/2010/whr10_en.pdf?ua=1.

［20］WHO.The World Health Report 2007- A safer future: global public health security in the 21st century［R］. http://www.who.int/whr/2007/whr07_en.pdf?ua=1.

［21］WHO.The World Health Report 2013-Research for universal health coverage［R］. http://apps.who.int/iris/bitstream/10665/85761/2/9789240690837_eng.pdf?ua=1.

［22］Nambiar D, Mander H. Inverse care and the role of the state: the health of the urban poor［EB/OL］.2017 Feb 1,95(2):152–3. https://www.ncbi.nlm.nih.gov/pmc/ journals/522/latest/.

［23］Tangcharoensathien V, Thwin AA, Patcharanarumol W. Implementing health insurance for migrants, Thailand.［EB/OL］. 2017 Feb 1;95(2):146–51. https://www.ncbi. nlm.nih.gov/pmc/journals/522/latest/.

［24］世界卫生组织.第九届全球健康促进大会：全球领导人一致承诺要促进健康以实现可持续发展目标［EB/OL］. http://www.who.int/mediacentre/news/releases/2016/conference-health-promotion/zh/.

［25］世界卫生组织.关于伤害和暴力［EB/OL］.http://www.who.int/features/factfiles/injuries/facts/zh/.

［26］韩优莉.健康概念的演变及对医药卫生体制改革的启示［J］.中国医学伦理学,2011,24(2):84-86.

［27］马骋宇.美国健康信息隐私保护立法剖析及对我国的启示［J］.医学信息学杂志,2014,35(2):2-5.

［28］孟庆跃.明确功能整合体系，提升医疗卫生服务体系能力［J］.中国卫生监督杂志,2015,22(2):107-108.

［29］朱士光.什么是"生态环境"［N］.中国社会科学报,2009-9-22(2).

［30］乐虹,陶思羽,方鹏骞,等.健康中国背景下构建医药卫生综合监管制度的思考［J］.中国医院管理,2016,36(11):14-17.

［31］姚宏文,石琦,李英华.我国城乡居民健康素养现状及对策［J］.人口研究,2016,40(2):88-97.

［32］世界卫生组织.全民健康覆盖研究［R］.http://www.who.int/mediacentre/factsheets/fs395/zh/.

［33］巴德年.健康中国2020［J］.中国医院院长,2010(24):92-92.

［34］刘继同,郭岩.从公共卫生到大众健康：中国公共卫生政策的范式转变与政策挑战［J］.湖南社会科学,2006,(2):36-42.

［35］施小明.全球国家健康战略概况及对建设健康中国的启示［J］.中华预防医学杂志,2016,50 (8):668-672.

［36］李滔，王秀峰．健康中国的内涵与实现路径［J］．卫生经济研究，2016,(1):4-10.

［37］周绿林，许兴龙，陈羲．基于医保支付方式改革的医疗服务体系优化研究综述［J］．中国卫生事业管理，2015,(8):596-598.

［38］梁万年．卫生事业管理［M］．北京：人民卫生出版社，2012.